Emergency Vascular Surgery
A Practical Guide

急诊血管外科
实用指南 （原著第2版）

编　著　［瑞典］Eric Wahlberg
　　　　　［美］Jerry Goldstone
主　译　刘建林
副主译　蔡　惠
主　审　郑日宏

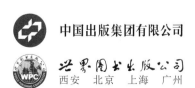

中国出版集团有限公司

世界图书出版公司
西安　北京　上海　广州

图书在版编目 (CIP) 数据

急诊血管外科：实用指南（原著第 2 版）/（瑞典）埃里克·沃尔伯格（Eric Wahlberg），（美）杰里·戈德斯通（Jerry Goldstone）编著；刘建林主译 . — 西安：世界图书出版西安有限公司，2023.4
书名原文：Emergency Vascular Surgery: A Practical Guide（Second Edition）
ISBN 978-7-5232-0255-5

Ⅰ.①急…　Ⅱ.①埃…②杰…③刘…　Ⅲ.①血管外科学—急性病—诊疗　Ⅳ.① R654.3

中国国家版本馆 CIP 数据核字（2023）第 066911 号

书　　名	急诊血管外科——实用指南（原著第 2 版） JIZHEN XUEGUAN WAIKE SHIYONG ZHINAN
编　　著	〔瑞典〕Eric Wahlberg　〔美〕Jerry Goldstone
主　　译	刘建林
责任编辑	岳姝婷
装帧设计	绝色设计
出版发行	世界图书出版西安有限公司
地　　址	西安市雁塔区曲江新区汇新路 355 号
邮　　编	710061
电　　话	029-87214941　029-87233647（市场营销部） 029-87234767（总编室）
网　　址	http://www.wpcxa.com
邮　　箱	xast@wpcxa.com
经　　销	新华书店
印　　刷	陕西金和印务有限公司
开　　本	787mm×1092mm　1/16
印　　张	15.75
字　　数	290 千字
版次印次	2023 年 4 月第 1 版　2023 年 4 月第 1 次印刷
版权登记	25-2023-101
国际书号	ISBN 978-7-5232-0255-5
定　　价	140.00 元

医学投稿　xastyx@163.com ‖ 029-87279745　029-87289675
（如有印装错误，请寄回本公司更换）

译者名单
Translators

主　译

　　刘建林（西安交通大学第一附属医院血管外科）

副主译

　　蔡　惠（西安交通大学第一附属医院血管外科）

主　审　郑曰宏（北京协和医院血管外科）

译　者（按姓氏笔画排序）

　　王吉昌（西安交通大学第一附属医院血管外科）

　　丛龙龙（西安交通大学第一附属医院血管外科）

　　刘　伟（西安交通大学第一附属医院血管外科）

　　刘　超（西安交通大学第一附属医院血管外科）

　　关　昊（西安交通大学第二附属医院血管外科）

　　李　延（西安交通大学第一附属医院血管外科）

　　李伟明（西安交通大学第一附属医院血管外科）

　　谷景涛（西安交通大学医学院）

　　陈冰宜（西安交通大学第一附属医院血管外科）

　　唐亚楠（西安交通大学医学院）

　　黄　勋（西安交通大学第一附属医院血管外科）

　　董　健（西安交通大学第一附属医院血管外科）

　　韩　阳（西安交通大学第一附属医院血管外科）

郑重声明

　　本书提供了相关主题准确及权威的信息。由于医学是不断更新并拓展的领域，因此相关实践操作、治疗方法及药物都有可能会改变，建议读者审查相关主题的最新信息，包括产品的制造商、建议剂量、配方、方法和疗程、不良反应及相关措施。作者、编辑、出版者或经销商不对书中的错误或疏漏以及应用其中信息产生的任何后果负责，关于出版物的内容不作任何明确或暗示的保证。作者、编辑、出版者和经销商不承担由本出版物所造成的任何人身或财产损害责任。

序 言

Preface

　　这本书的第 2 版与第 1 版一样，重点仍然是涉及非心脏血管系统常见紧急情况的管理和初始治疗。正如书名所示，这并不是一本关于血管疾病管理的全面参考书，也不是主要针对经验丰富的血管外科专家。我们的目的是提供现成、简明的信息，使外科医生和非血管外科医生能够安全地管理他们在急诊科和病房遇到的患者。对血管疾病出血和缺血的快速诊断和治疗十分重要。随着世界大多数地区的人口老龄化和血管疾病变得更加普遍，缺乏足够培训的血管医生无法确保人们始终能够立即应对紧急情况。

　　本书分为两个主要部分：具体的解剖区域和一般概念。所有章节都更新了新的内容并适当强调了血管内技术、当代诊断研究及新的药物。每一章末尾的拓展阅读清单亦已更新。

　　感谢使用第 1 版的读者和从业人员提供的反馈，这就是促使我们进行修订的原因。希望第 2 版将继续满足他们的需求，并为全球患者管理作出贡献。

　　感谢 Michael Koy 和施普林格出版公司工作人员的帮助和鼓励。也感谢亲爱的朋友和尊敬的同事 Par Olofsson 在第 1 版中的灵感和贡献，如果没有他，第 1 版和第 2 版都不会面世。

Eric Wahlberg

Jerry Goldstone

目 录
Contents

可以看出，卒中的发生率与颈动脉损伤的死亡率之间存在相关性，但在椎动脉和后循环损伤未发现这种情况。椎动脉损伤后总死亡率约为 20%，但这通常发生在合并其他重大损伤的患者中。据报道，椎动脉损伤相关的死亡率约为 3%~5%。

拓展阅读

Alterman DM, Heidel RE, Daley BJ, et al. Contemporary outcomes of vertebral artery injury. J Vasc Surg, 2012, 57:741–746.

Baumgartner RW, Arnold M, Baumgartner I, et al. Carotid dissection with and without ischemic events; local symptoms and cerebral artery findings. Neurology, 2001, 57:827–832.

Biffl WL, Ray CE, Moore EE, et al. Treatment related outcomes from blunt cerebrovascular injuries. Ann Surg, 2002, 235:699–707.

Cox MW, Whittaker DR, Martinez C, et al. Traumatic pseudoaneurysms of the head and neck: early endovascular intervention. J Vasc Surg, 2006, 46: 1227–1233.

Demetriades D, Theodorou D, Ascentio J. Management options in vertebral artery injuries. Br J Surg, 1996, 83:83–86.

Demetriades D, Theodoru D, Cornwell E, et al. Evaluation of penetrating injuries to the neck: prospective study of 223 patients. World J Surg, 1997, 21:41–48.

Gomez CR, May K, Terry JB, et al. Endovascular therapy of traumatic injuries of the extracranial cerebral arteries. Crit Care Clin, 1999, 15:789–809.

Kerwin AJ, Bynoe RP, Murray J, et al. Liberalized screening for blunt carotid and vertebral artery is justiied. J Trauma, 2001, 51:308–314.

Kreker C, Mosso M, Georgiadis D, et al. Carotid dissection with permanent and transient occlusion or severe stenosis: long term outcome. Neurology, 2003, 28:271–275.

Martin MJ, Mullenix PS, Steele SR, et al. Functional Outcome after blunt and penetrating carotid artery injuries: analysis of the National Trauma data bank. J Trauma, 2005, 59:860–864.

Mwipatayi BP, Jeffery P, Beninfield SJ, et al. Management of extra-cranial vertebral artery injuries. Eur J Vasc Endovasc Surg, 2004, 27:157–162.

Navsaria P, Omoshoro-Jones J. An analysis of 32 surgically managed penetrating carotid artery injuries. Eur J Vasc Endovasc Surg, 2002, 24:349–355.

Reid J, Weigfelt J. Forty-three cases of vertebral artery trauma. J Trauma, 1988, 28:1007–1012.

Reuter U, Hamling M, Kavuk I, et al. Vertebral artery dissections after chiropractic neck manipulation in Germany over 3 years. J Neurol, 2006, 253:724–730.

Romily RC, Newell DW, Grady MS, et al. Gunshot wounds of the internal carotid artery at the skull base: management with vein bypass grafts and a review of the literature. J Vasc Surg, 2001,

33:1001–1007.

Sekharan J, Dennis JW, Veldenz H, et al. Continued experience with physical examination alone for evaluation of penetrating zone 2 neck injuries; result of 145 cases. J Vasc Surg, 2000, 32:483.

Singh RR, Barry MC, Ireland A, et al. Current diagnosis and management of blunt internal carotid artery injury. Eur J Vasc Endovasc Surg, 2004, 27:577–584.

Utter GH, Hollingworth W, Hallan DK, et al. 16-slice CT angiography （CTA） in patients with suspected blunt carotid and vertebral artery injuries. J AM Coll Surg, 2006, 203:838–848.

（刘超，刘建林　译）

第2章 胸廓出口区域的血管损伤

要点提示

● 颈部、锁骨、胸部区域受到损伤时，需要明确主动脉弓大分支血管的损伤情况。

● 1/3 的胸部钝性损伤患者症状轻微或缺乏典型体征。

● 胸部损伤患者需常规行胸部 X 线检查。

● 建议将血压恢复到 100~120 mmHg，以降低再次出血的风险。

● 建议中重度气胸患者行胸腔闭式引流。

背 景

本章主要阐述主动脉弓起始部至胸廓出口区域分支血管损伤（包括锁骨后方的锁骨下动脉远心端及腋动脉近心端）。这些血管损伤在鉴别诊断时，通常很难与主动脉弓、肺动脉及心脏损伤区分开来，而后者隶属于心胸外科或非血管外科范畴，因而本书不再赘述。

胸廓出口区域血管损伤在临床上并不常见，但致死率高。许多伤员在事故现场就已丧失抢救机会，而大部分成功送达急救机构者也生存机会渺茫，因此这部分伤员需要紧急行开胸术。有些患者病情比较稳定，为医疗工作者提供了足够的时间来决定对这部分伤员进行手术还是保守治疗。许多医院没有可以随时出诊或值班的胸外科医生，因而这部分伤员通常由开胸手术或血管手术经验不够丰富的普外科医生来接诊。鉴于此，本章将简单介绍胸内大血管的暴露方法及手术入路，以及血管近远端的手术操作方法。这些方法在控制上肢血管近心端或颈部血管出血时也大有裨益（上肢及颈部血管损伤部分在第 1 章和第 3

© Springer-Verlag GmbH Germany 2017

E. Wahlberg, J. Goldstone, *Emergency Vascular Surgery*, DOI 10.1007/978-3-662-54019-0_2

章分别进行了阐述）。胸廓出口区域大血管损伤发生率低，暴露及止血操作难度大，因而治疗相当棘手，死亡率也高，这在文献中已有报道。

掌握胸廓出口区域血管正常解剖及常见变异，对于该区域血管损伤的治疗至关重要。尤其是右锁骨下动脉直接起源于主动脉弓或（和）右颈动脉共干时，如果术者不熟悉该区域的解剖结构，暴露分离血管将异常困难。

▶ **注意**：主动脉弓及其分支解剖结构的变异率约为 25%~35%。

问题的严重性

胸部损伤患者人数在世界范围内呈逐年上升趋势，日发生率约为 12/100 万，但伤及主动脉弓及其分支的概率非常低，其中 90% 由穿透性损伤造成。而胸部大血管损伤在战时比平时要低得多，主要原因在于战斗人员穿戴了防具，可以有效抵御外来伤害。在颈部或胸部穿透性损伤病例中有 3% 累及锁骨下动脉和腋动脉，而在该动脉损伤的病例中会有 20% 损伤其伴行静脉。一项针对 2642 例普通人群的胸部穿透性外伤的 meta 分析显示，无名动脉损伤在胸部大血管损伤中占 1%，锁骨下动脉占 5%，腋动脉占 6%。由于大量伤员在事故现场就已死亡，其中穿透性损伤死亡率更高，因而上述统计数据并不准确。无论何种损伤，只要累及胸部大血管，其死亡率都会非常高，有 80%~90% 死于事故现场或医疗机构，只有 15% 能顺利出院。其预后不佳的原因在于胸部大血管损伤后出血难以控制。而且胸内血管周围组织薄弱，单靠血管外膜及周围结缔组织难以控制出血，从而使血液迅速流入胸腔。

大血管远心端损伤出血的患者更易存活，主要在于这些血管周围有大量的疏松结缔组织，出血时更容易控制在局部和自发止血。

胸廓出口区域静脉损伤通常和动脉损伤共存，且容易漏诊。胸部平片提示纵隔增宽的患者行 CT 扫描和动脉脉搏图检查，有 85% 的患者并没有发现明显的动脉损伤，这就提示纵隔增宽的主要原因可能是静脉损伤。

▶ **注意**：在穿透性损伤中锁骨下动脉和腋动脉损伤最为常见。

病因及病理生理改变

穿透性损伤

锐器伤及枪伤是造成普通人群胸部大血管损伤的主要原因，而对于战斗人员而言，弹片损伤是一个常见的致伤因素。这些不同类型的穿透性损伤均可伤及胸内血管。损伤严重程度与武器特征有一定关系，如刀刃的长度与宽度、子弹或炸弹碎片的速度与口径。子弹穿透伤是无名动脉及锁骨下动脉最常见的致损因素。右锁骨下区域的刀刺伤也可以导致无名动脉及锁骨下动、静脉损伤。胸外锁骨下动脉及近端腋动脉的致伤机制与此类似。刀刺伤与火器伤（尤其是枪伤）相比，伤者存活率更高。刀刺伤形成的损伤通道封闭性较好，能有效抑制出血。如果血管伤口较小，其外膜也能有效抑制出血。此外，失血造成的低血压也能有效防止出血过多。

钝性损伤

胸内血管钝性损伤常见于车祸、工厂事故或高处坠落。如果血管完全破裂，伤员在事故现场就可能流血而死。如果血管外膜保持完整，损伤血管会形成假性动脉瘤，出血就会局限化，伤员预后也相对较好。血管钝性损伤常见原因包括加速或减速造成的血管剪应力、血管牵拉、血管挤压、胸内压力增高及骨折造成的血管撕裂等。减速伤在主动脉损伤中较为常见，但也可以引起无名动脉损伤。无名动脉及颈总动脉也可由前胸壁压缩造成剪应力损伤。锁骨下动脉及腋动脉钝性损伤可由锁骨、第一肋、肩胛骨骨折及胸内损伤引起。另外一个可能引起锁骨下动脉损伤的机制为颈部的旋转及过度拉伸，可以使颈部对侧的锁骨下血管发生扭曲及拉伸。肩关节前脱位可以引起腋动脉损伤，这在失去血管弹性的老年人群中尤为常见。过去的观点认为，只要是第一肋或肩胛骨骨折，都应行动脉造影来排除锁骨下动脉损伤。最近开始有人对这种做法提出质疑。在两项样本量分别为 49 例和 55 例的研究中，肋骨骨折时并发血管损伤的概率分别为 14% 和 5%，而在另外一项包含 466 例患者的大型研究中，此概率只有 0.4%。因此，不必对所有患者都进行常规血管造影，但对于有血管损伤可能的患者，应毫不犹豫地行造影检查。

▶ **注意**：胸廓出口区域大静脉的损伤，除了可以导致出血，还可以引发空气栓塞，极大地增加了死亡率。

临床表现

病　史

　　大部分血管外伤患者都存在血管损伤，掌握下列信息对患者管理大有裨益。在火器伤病例中，要考虑到武器的种类（如霰弹枪、手枪）、射速高低、口径大小，还要考虑伤员的中弹距离。对于刀刺伤而言，要考虑到刀刃的长度和大小，也要顾及刺入人体的方向和角度。锁骨下区域或颈根部的刀刺伤，很容易伤及无名动脉和锁骨下动脉。由于大部分患者入院时已处于休克状态，现场急救人员或目击者提供的信息在首次病情评估时就变得非常重要。还有一点需要明确，即可以根据患者受伤时的情况，来明确子弹等致伤物在患者体内的运动轨迹。

　　在道路交通事故造成的钝性损伤病例中，下列因素可以为胸内血管损伤提供诊断依据：暴击冲击的方向和部位、汽车的运行速度、安全带的使用情况、与方向盘的接触情况及安全球囊的开放情况。此外，高处坠落伤伤员的坠落高度越高，该伤员胸内血管发生损伤的概率也越大。

　　当决定是否需要立即开胸时，从受伤到入院的时间和患者的临床过程具有潜在的重要性。

临床体征

　　某些类型的血管损伤患者出现下列体征，则强烈提示可能存在严重的血管损伤：严重出血；休克或严重贫血；持续增大的血肿；动脉搏动弱或未触及；血管杂音。

　　出现下列血管损伤相关的体征，则提示病情相对稳定：局限且稳定的血肿；少量持续的出血；轻度低血压；邻近但未伤及大血管。

　　胸腔内大血管的损伤经常伴随着上消化道的损伤，因此出现下列症状及体征时，主管医生要考虑到可能存在的严重血管损伤：伤口处有气泡；呼吸窘迫；皮下气肿；声音嘶哑；咯血；呕血。

　　▶ **注意：**患者锁骨附近区域受伤时，一定要考虑是否合并胸内大血管损伤。

　　患者主动脉弓上分支损伤时，死亡率通常较高。但其临床表现差异较大，这点与主动脉损伤很相似。有的患者病情很稳定，而有些患者病情则非常危重，在事故现场或转运途中就因出血而死亡。当穿透性损伤累及锁骨下动脉或静脉时，患者很难存活。锁骨下动脉或静脉发生穿透性损伤时出血难以控制，血液会迅速流入胸腔，同时可能伴发空气栓塞。发生穿透性胸内血管损伤的患者在到达急救机构后，大部分血流动力学不稳定，而钝性血管损伤的患者临床表现相对平缓。

无名动脉钝性损伤相对罕见，其中 75% 合并了其他损伤。例如，胸骨及肋骨骨折、连枷胸、血胸、气胸、肢体骨折、颜面部损伤、头部或下腹部损伤等多发损伤。无名动脉损伤缺乏特异的症状或体征，因而诊断较为困难。在临床上，有 50%~70% 的患者右侧桡动脉或尺动脉搏动弱，这点可以作为推断无名动脉损伤的依据之一。而肩关节附近区域侧支循环比较丰富，因而上肢远端缺血不常见。

锁骨下动脉钝性损伤通常由第一肋或锁骨骨折引起，而且可以并发血管阻塞。大约有一半患者合并有臂丛神经损伤。因此，只要患者的临床症状及体征暗示可能有臂丛神经损伤，均应考虑合并锁骨下动脉损伤（见第 3 章）。

体格检查

对于刀刺伤和子弹伤，医生需要快速检查患者的整个颈部和胸部，尤其是皮肤皱褶、腋窝、毛发覆盖的地方。在伤员到达急诊科时，颈胸部穿透伤应该很明显，但也需要检查患者的后背及侧腰部，以防遗漏其他伤口（包括入口及出口）。还有约 1/3 的胸部钝性损伤患者到达急诊科时临床体征不明显，或根本没有任何阳性体征。

只要存在可触及搏动的颈根部肿物或血肿，无论有无血管杂音，均暗示锁骨下动脉或颈总动脉有活动性出血。

听诊作为体格检查项目之一，可以用来诊断血胸或气胸。应该对整个胸腔和后背进行听诊，听诊内容包括呼吸音和血管杂音。后背上方和上胸部存在收缩期血管杂音，提示胸内大血管损伤的可能；持续性的血管杂音提示可能有动静脉瘘。还应该对外周动脉的搏动进行触诊，如腋动脉、肱动脉和桡动脉等。触诊内容包括血管搏动的强度和节律。动脉搏动在 50% 的患者中可能是正常的，但当出现低血压时，节律可能会消失。桡动脉搏动消失意味着近端腋动脉、锁骨下动脉、无名动脉发生损伤，从而导致远端阻塞、夹层或栓塞（注意弹片偶尔可致血管堵塞）。

可能存在臂丛神经合并血管损伤时，应进行全面的神经系统查体。桡动脉搏动消失合并身体同侧霍纳综合征时，应考虑到锁骨下动脉损伤的可能。

头颅钝性暴力损伤可造成患者昏迷或出现严重神经系统症状。无名动脉及颈总动脉损伤时可发生梗阻或栓塞，从而导致大脑不同程度的缺血，因而也可出现类似症状。因此，评估患者入院时的精神状态非常重要，这将决定患者是否需要接受紧急手术治疗。患者精神状态的评估不仅在入院时非常重要，而且对后续整个治疗过程中了解病情变化也至关重要。

患者入院时的病情决定了后续的诊断及治疗。许多患者入院时病情非常严重，需要立即转入手术室复苏并进行有效治疗，如开胸手术、血管腔内治疗或其他手术治疗方案。在某些极端情况下，可以在急诊室对濒死患者进行紧急开胸手术，以作为控制出血的最后一道防线。

▶ **注意**：约 1/3 的胸部钝性损伤患者，其临床体征不明显或无任何阳性体征。

诊　断

许多患者在入院时病情就很危急，需要立即转入手术室接受手术探查和治疗。即便如此，这些患者在手术前仍应接受胸部 X 线检查。对于那些病情相对较轻的患者，具体的受伤类型和严重程度决定了患者接受检查的紧急程度。其中一项基本原则是，当患者血流动力学不稳定时，不应进行一些耗时较长的检查。对于那些病情稳定或相对稳定的患者，进行全面检查可以为患者后续诊治提供大量重要信息。

对于病情稳定的患者，应常规行颈部及胸部 X 线检查，以发现是否存在以下征象：血胸或气胸；纵隔增宽；降主动脉轮廓不规则；气管移位；主动脉结显示不清；主动脉球扩张；弹片或骨折碎片残留；颈椎、锁骨或肋骨骨折；肺挫裂伤。

双功能超声在无名动脉、锁骨下动脉及近心端颈总动脉损伤中的诊断价值有限，主要原因在于这些动脉在胸内位置较深，尤其是肥胖患者。而且双功超声检查对操作者技术水平要求较高。尽管如此，双功能超声在许多医疗中心仍然是首选的检查方式。对那些伴有主动脉损伤的稳定患者而言，食管内超声心动图检查具有较高的诊断价值。而对于主动脉弓上分支损伤的患者，该检查诊断价值不高，而且检查时需要镇静或全身麻醉。

在大部分急诊情况下，静脉内注射造影剂的薄层螺旋 CT 检查是最有用和最快捷的影像学检查方式。CT 的扫描范围应该包括整个颈部和胸部，如果创伤范围较大，很可能还需扫描头部及下腹部。CT 扫描对检测血管损伤具有很高的敏感性和特异性，此外 CT 还能检查其他组织结构的损伤。CT 可检测出来的血管损伤征象包括血管破裂、阻塞，假性动脉瘤形成，血管内膜撕裂。

经导管介入下的血管造影术既可以对血管损伤进行诊断，也可以进行治疗。如果预计要对血管损伤病变进行腔内治疗，大部分医院都会对患者实施血管造影以明确诊断。血管造影可以对血管阻塞、出血、渗血、假性动脉瘤及内膜撕裂进行定性和定位诊断。为了更好地对无名动脉进行显影，造影时应使用后斜位进行投影，这就在某种程度上限制了便携式 C 型臂 X 线机的应用。如果在血管造影或 CT 上看到无名动脉起始部位或其附近发生球形扩张，或看到明显的动脉内膜瓣形成，说明血管发生了严重损伤。此外，无论是血管造影还是 CT 扫描，均无法探测静脉出血或破裂的部位。

还有一点需铭记于心，即 10% 的无名动脉或锁骨下动脉损伤患者还会合并其他胸内大血管的损伤，所以在进行血管造影或 CT 扫描时，有必要对胸内主动脉及其所有分支进行检查。

胸腔闭式引流既可用于诊断也可进行治疗，因此其适应证范围可适当放宽。通过置入胸腔引流管，可以发现血气胸的存在，还可以对胸内出血量和出血速度进行评估。胸腔闭式引流的具体操作详见后文的患者管理相关内容。

▶ **注意：** 所有的胸部创伤患者都应行胸部 X 线检查。

患者管理及治疗

治疗前的患者管理

急诊科患者的管理

那些重度损伤或濒临死亡的患者在急诊科接受初级治疗时，应遵循一些常见的创伤复苏的高级生命支持原则。排在第一位的是维持呼吸道的通畅和纠正低血容量。胸廓出口区域大血管的损伤可以引起纵隔增宽和颈根部血肿，从而压迫气管，当气管塌陷到一定程度时需行紧急气管插管。处理这些患者时应优先考虑以下措施：

- 清理气道污物和保持气道的通畅性。
- 使用气管插管和纯氧进行通气。
- 胸腔闭式引流。
- 留置 2~3 条静脉输液管路，最好选择健侧肢体进行置管。

● 使用 2000~3000 mL 平衡盐溶液和血液制品来迅速补充血容量，以维持足够的有效循环血量。

● 控制出血（方法见后文）。

● 当不能排除大静脉损伤时，可以考虑使用 Trendelenburg 位（足高头低位）来避免空气栓塞。

● 置入 Foley 管和鼻胃管。

对于破裂性腹主动脉瘤患者，液体复苏时血压不应超过 100~120 mmHg，以防血压太高时再度出血。置入气管导管或食管内置入导管时，会因为刺激气管或食管使血压升高，从而加重出血。

最好在入院时就让患者及其家属签署手术知情同意书，以防需要紧急手术治疗。但这在通常情况下很难做到，因此清楚如实地书写病历就显得非常重要。手术操作包括钳夹主动脉、头臂动脉、颈总动脉等，操作过程中可能会并发严重的颅脑及脊髓损伤。因此，有经验的胸外科或血管外科医生都会对患者进行早期干预。

▶ **注意**：建议将患者的血压恢复到 100~120 mmHg 以避免再次出血。

极重度休克患者的管理

胸部穿透伤是入院时极重度休克患者最常见的病因。尽管这些患者在转运途中接受了心肺复苏，但到医院时通常仍处于昏迷状态，且生命体征基本检测不到，仅能检测到心电活动。超过 20% 的腋动脉或锁骨下动脉损伤患者入院时处于这种休克状态。极重度休克患者还包括那些快速大量补液（2000~3000 mL 液体）后收缩压仍低于 50 mmHg 的患者，以及在急诊科心搏骤停的患者。这些患者预后极差，转入急诊科时就需立即行开胸术，包括手动压迫、填塞、钳夹出血血管，旨在控制出血。这些措施可以增强复苏效果（拯救患者生命的最后一道防线），改善生命体征，从而为患者转入手术室接受最终治疗创造机会。

对于那些没有开胸经验或经验不足的外科医生而言，在这种极端情况下将面临两个选择：立即行开胸手术或接受患者即将死亡的现实。这类极重度休克患者的预后相当差，存活率只有 5% 左右，但如果不立即实施手术，死亡率就是 100%。

▶ **注意**：对于没有生命体征但能检测到心电活动的患者，在转入急诊科时就应立即实施开胸手术。

技术要点

胸腔闭式引流术

　　首先是选择合适的穿刺部位。建议选择第 4 或第 5 肋间隙，即与乳头平齐，在腋中线的稍前方。此位置可以有效地引流胸腔中的血液或气体。然后对预穿刺部位进行清洗、消毒和铺巾。逐层浸润麻醉穿刺点附近皮肤、肋间肌肉、胸膜及肋骨骨膜（图 2.1A）。在皮肤上切一个与肋骨平行的 2 cm 切口（图 2.1B）。沿下一肋骨上缘对组织进行钝性分离，以免损伤肋间血管。建议使用弯钳或直接使用手指进行钝性分离，直至触及胸膜。然后用弯钳的尖端刺破壁层胸膜，用戴手套的手指将该切口扩大。这样做可以防止对肺脏造成医源性损伤（图 2.1C、D）。然后用弯钳夹住一根大号的胸腔引流管（32F 或 36F），用手指进行引导并置入胸腔。如果想引流血液，可以将引流管置于胸腔的后外侧；如果想排出气体，可将其置于肺尖处。

　　如果引流管在胸膜腔内正确置管，且第一侧孔距离胸壁 2.5~5 cm，可看到导管内有雾气生成。将引流管与起负压吸引作用的水封瓶连接起来，然后将引流管牢固缝合于皮肤上。

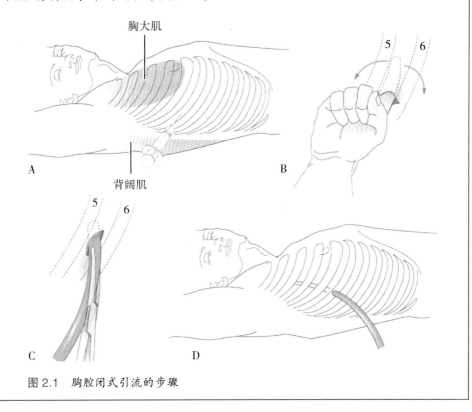

图 2.1　胸腔闭式引流的步骤

病情不稳定患者的管理

血压低于 50 mmHg 或重度休克的患者需要立即进行手术治疗。同时在 10~15 min 内快速输注 2000~3000 mL 平衡盐，以维持患者血压在 70~90 mmHg。这种做法与破裂性腹主动脉瘤患者的处理方式相似（见第 7 章）。在处理破裂性腹主动脉瘤时，将患者血压维持在上述水平，可有效避免因高血压所致出血量增加的风险。如果上述补液措施效果不佳，则应立即将患者转入手术室进行手术治疗。

应使用葡萄球菌和链球菌敏感的抗生素，具体用法应遵循当地医疗机构颁布的抗生素用药指导原则。我们建议使用头孢菌素。还可以给患者静脉推注 10 mg 吗啡用以止痛。对于穿透性损伤患者，应使用药物预防破伤风（图 2.2）。

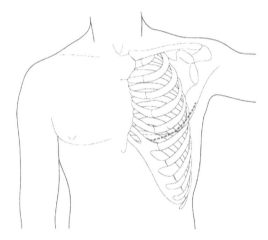

图 2.2　前外侧紧急开胸术的切口选择

出血的控制

对于穿透性腋动脉或锁骨下动脉损伤且持续出血的患者，可以用手指直接压迫伤口，或用戴手套的手指插入伤口内部，压迫出血的血管，以达到控制出血的目的。还有一个止血方法有时很有用，就是用一根 24F 的 Foley 管，插入伤道直至胸膜腔（要求伤道与胸膜腔相通），向球囊内注入生理盐水，轻轻牵拉球囊，以封堵胸膜腔破口。如果仍出血，可以同样的方法再插入一个球囊以达到止血目的。通过给导管添加牵引轨道，充满盐水的球囊也可以借助锁骨或肋骨对受损的血管进行压迫止血（图 2.3）。

如果临床体征或影像学征象提示患者有中到重度血胸，则应行胸腔闭式引流以排出胸膜腔积血。其原因在于血胸会导致胸内血管持续出血，还能限制通气及影响静脉回流。当胸膜腔积血被排空时，根据结果的不同，后续的

技术要点

急诊前外侧第 5 肋间开胸术（用以控制主动脉出血）

患者必须行气管插管及呼吸机辅助通气。然后，术者沿着左侧第 5 肋上缘，从胸骨旁线到腋前线切开皮肤。女性的下颌沟可以作为体表标志。术者用剪刀或手术刀剪开或切开肌肉层至胸膜，再用剪刀剪开胸膜约成人手掌大小。还可以剪掉 1~2 根肋骨以获得更好的暴露。越过左锁骨下动脉及肺动脉，沿着主动脉弓轻轻将心脏推向右侧。直接用手或使用主动脉封堵器压迫降主动脉，以达到最好的阻塞效果。这种阻塞作用要靠对患者持续的液体复苏来维持，也为患者顺利转运至手术室创造条件。也可以在左锁骨下动脉的远心端放置一把 Satinsky 止血钳，但必须保证左锁骨下动脉钳夹后近心端血压低于 180 mmHg，而且钳夹时间不可过长（必须及时将止血钳移除或移向腹腔远端血管）。

左锁骨下动脉有一部分位于胸膜腔内，这与右锁骨下动脉不同，因此可以在直视下相对容易地对其进行钳夹、填塞止血，或直接用手指压迫止血。左侧开胸切口可以向右侧延伸，以期获得更好的术区暴露。但如果损伤部位明显在右侧，则开胸手术范围应仅局限于右侧。对于严重的右侧胸膜腔出血，最好的止血方法是用手或纱布直接压迫右胸膜腔顶部，同时用力压迫右锁骨上窝。

如果已补足液体，出血也得到有效控制，但复苏仍然失败，应考虑是否有空气栓塞的可能（特别是大静脉受损时）。行右心室穿刺抽吸有利于空气栓塞的诊断及治疗。

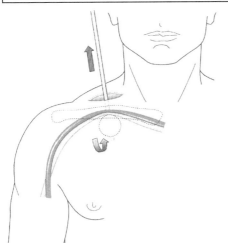

图 2.3 锁骨下大血管穿透性损伤的临时球囊压迫止血法。将 Foley 管轻柔插入伤道底部。向导管球囊注入适量生理盐水，给导管施加适当的牵引力，将受损血管压在锁骨上从而达到止血目的

治疗策略也各不相同。对于一个病情不稳定的患者，出现下列征象时强烈建议行开胸手术：

- 置入引流管后，可以直接引流出 1500 mL 血液。
- 1 h 内引流量大于 200~300 mL。
- 引流管畅通无阻但患者生命体征持续恶化。

即使患者入院时病情不稳定，在经过血胸引流和快速补液后，病情通常都能稳定下来，这就为后续的急诊检查争取到了足够的时间（检查需在严密监护下进行）。手术中正确的体位及入路可以有效地暴露患者的损伤部位，而从 CT 扫描或血管造影中获得的信息可以为选择最佳手术体位和入路提供重要参考（详见后文"手术治疗"部分）。在大多数情况下，上述处理方式就可以使患者病情稳定下来，从而为后续的非手术治疗创造机会。

▶ **注意**：对于中重度血胸患者，应考虑行胸腔闭式引流术。

病情稳定患者的管理

病情稳定患者的入院管理与不稳定极重度休克患者的管理相同，其要点详见表 2.1。

稳定患者的诊断性检查手段包括胸部 X 线片（根据病情需要可反复检查）、CT 扫描、双功能超声。在做这些检查时，患者须在严密监护下进行。如果拟行血管腔内介入治疗，通常先行血管造影检查。即使患者病情稳定，胸腔闭式

表 2.1　胸廓出口区域血管损伤的严重程度、初步检查和治疗

病情严重性	复苏效果	超声	CT 扫描	血管造影	治疗方案
极重度休克	无	不需要	不需要	不需要	在急诊室行紧急开胸术
病情不稳定	无	不需要	不需要	不需要	在急诊室或手术室行紧急开胸术
	有	可能需要	需要	可能需要	急诊开胸术或保守治疗（如果损伤不重）
病情稳定	有	可能需要	需要	可能需要	根据病情行手术治疗或保守治疗
	闭式引流后病情恶化	不需要	不需要	可能需要	急诊手术治疗

引流的适应证范围也应适当放宽，目的是引流积血或监测出血。而患者出现下列征象提示存在持续性出血，可能需要手术治疗：

- 开始引流时患者生命体征出现恶化（如出现反应性血压降低）。
- 在最初的 4~8 h 内引流出 1500~2000 mL 血液。
- 血液引流量超过 300 mL/h，持续 4 h 以上。
- 引流管引流通畅，但 X 线检查提示胸膜腔积血量仍超过其容积一半以上。

出现上述任何一种情形，均提示须行开胸术。而对于开胸手术经验不足的接诊医生而言，如有必要，应请胸外科专家会诊。

非手术治疗

在入院初期病情不稳定的患者，如果复苏治疗效果良好，病情能逐渐稳定下来，或者那些病情稳定的患者在后续检查中无加重迹象且无须进行手术的大血管损伤，可以对这些患者进行输血、液体复苏治疗，以及胸腔闭式引流以治疗血胸，还可以处理其他器官或组织损伤。

对于有大血管损伤且有明显神经系统症状或处于昏迷的患者，目前治疗方案还有争议。许多内科医生认为这些患者大脑损伤严重、预后很差，因而绝不适合行手术治疗。而另外一些医生认为，神经系统损伤或意识障碍不一定是由血管损伤或大脑创伤造成的缺血所致，而且许多患者年纪较小，修复血管损伤对于恢复神经功能效果最好，因此有必要对所有患者进行血管损伤修复。

手术治疗

术前准备和控制出血

患者的消毒铺巾范围应从颏下一直到膝关节，以防切口延长的可能。在急诊情况下，由于不知道准确的损伤部位，患者最好为仰卧位，手臂外展 90°。

对不稳定患者实施急诊开胸术的主要目的是控制出血。达到这一目的并不需要太多的胸外科专科手术经验。一旦出血得到控制，就有足够的时间进行液体复苏，并等待有经验的医生来辅助进行血管修复手术。手术开始时切口部位的选择通常是最重要的，同时也最具有挑战性。要想在急诊开胸术中成功止血，必须做到至少能分析出最有可能出血的血管。不能确定出血血管时，大部分有经验的创伤外科医生都会建议胸骨正中切口这个通用切口。选择该切口可以获得暴露受损无名动脉、近心端颈总动脉及右锁骨下动脉的最佳入路。沿着胸锁乳突肌，还可以将该切口向上延伸至颈部，以暴露上述血管的远端部分。但因主动脉弓前后位的遮挡，胸骨正中切口无法对左锁骨下动脉进行暴露和提供操作入路，因此通常有必要选择第 3 肋间前切口来充分暴露该动脉。当然也可以选择后外侧切口，但这要求患者采用侧卧位，因而限制了对其他损伤部位的暴露。双侧锁骨下动脉中段部分都可通过锁骨上切口来暴露，或通过胸骨正中切口向锁骨上延伸（图 2.4）。

对于锁骨下动脉远端和腋动脉损伤，则不必行开胸手术。可以采用锁骨上切口，从胸锁关节向侧方延伸，即可获得最佳暴露。锁骨下动脉的锁骨后段及腋动脉的近心端，可以通过位于锁骨下的三角胸肌间沟切口来暴露。暴露锁骨下动脉的锁骨后段可能还需要分离胸肌及锁骨下肌，游离胸锁关节，甚至切除锁骨。在患者两肩之间放一个纵向的枕头，可以使暴露变得更加容易。当患者大量失血时，锁骨切除术的美容要求应放在最后考虑。

如果能找到出血位置，且出血量不大，那么可以直接用手指止血，或用止血钳夹一块合适大小的海绵止血。有时候可能需要多根手指甚至整个手掌压迫才能止住血。如果受损血管周围有血肿形成，必须进入血肿才能暴露该血管。如果不能很好地暴露受损血管，则无法对该血管破口的近远端进行处理，而出血也有可能会增加。应避免盲目地对出血动脉进行钳夹，因为这种操作有可能加重该动脉的损伤，而且也有可能损伤动脉周围的重要结构，如静脉或神经。球囊导管在控制出血时非常有用，它可以通过经皮穿刺的方式，或通过开刀暴露肱动脉，经肱动脉入路介入下止血。

受损血管的暴露与修复

对于无名动脉损伤，可以行胸骨正中切口，然后沿着右侧胸锁乳突肌前缘

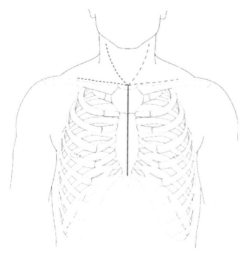

图 2.4 胸骨正中切口及其延长切口，用以暴露胸廓出口区域损伤的血管及近端止血

向上延伸，如前文所述（图 2.4）。位于其上的无名静脉通常也会伴随损伤，为了更好地暴露无名动脉，必须切断无名静脉。如果损伤位于动脉的基底部，通常用一根 8~10 mm 的人工血管，使用端侧吻合的方式，在升主动脉和无名动脉间进行动脉重建（图 2.5）。

在控制近端血流和缝合无名动脉缺口时，可以使用一把止血钳部分阻断主动脉。然而在切开血肿之前，通常需要完全暴露升主动脉和无名动脉分叉部以控制近端和远端血流。对于轻微穿透损伤的患者，有时仅需简单缝合。使用医用纱布吸尽术野残血，可以为缝合受损血管提供额外的安全保障。

在钳夹无名动脉时是否使用转流管以预防脑缺血，目前仍有争议。对于大部分患者，如果出现下列情形则无须使用转流管：①远端钳夹部位未超过颈总动脉的起始部；②血压和心输出量正常；③对侧颈动脉通畅。支持使用转流管的医生认为，在钳夹无名动脉远端后，最好常规监测残端颈总动脉的压力。如果压力小于 50 mmHg 则推荐使用转流管。但如何放置转流管的近心端部分是一个难题。

颈总动脉损伤的暴露和处理方法，与前文所述的无名动脉损伤处理原则相似。近端损伤可以通过人工血管搭桥或简单缝合的方式进行修复。对于伴有颈内动脉堵塞的患者，结扎可能是更好的选择。此方法也适用于有神经功能损伤或处于深昏迷的患者（图 2.6）。

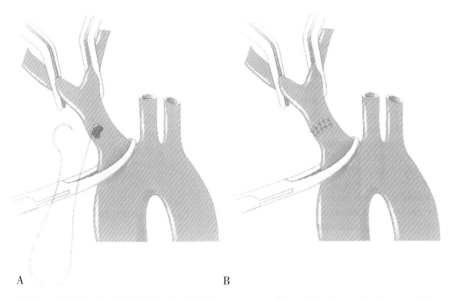

A　　　　　　　　　　　　　　B

图 2.5　无名动脉穿透性损伤的外科修复。A. 止血钳阻断主动脉弓根部无名动脉。B. 缝合血管缺损部分

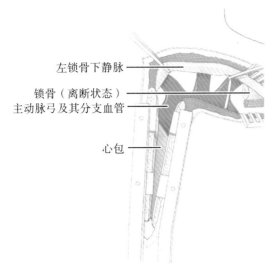

左锁骨下静脉

锁骨（离断状态）
主动脉弓及其分支血管

心包

图2.6 胸骨正中切口结合锁骨上延长切口用以暴露主动脉弓和左锁骨下动脉

大多数锁骨下动脉损伤都由穿透性损伤引起，因而手术部位很容易确定。但还应考虑到有可能伴随锁骨下静脉和臂丛神经损伤。损伤位于左侧时，还很容易忽略胸导管的损伤。右锁骨下动脉近端损伤需行胸骨正中切开，并将切口向颈右侧延伸。锁骨下动脉不易暴露和处理，尤其是左锁骨下动脉位于锁骨后的部分。在进入受损伤的区域之前，必须考虑清楚如何阻断受损血管近心端的血流，否则有可能发生难以控制的大出血。如前所述，想通过胸骨正中切口来暴露左锁骨下动脉的近心端是不可能的，可以考虑行左前第3肋间开胸术（图2.7）。如果条件具备的话，腔内置入球囊导管可能是控制出血最快捷、效果最好的方法。选择任意侧锁骨上切口，可实现该侧锁骨下动脉远端阻断（图2.7）。

对于锁骨下动脉远端和腋动脉近端损伤，不必行开胸手术。最好采用锁骨上切口，以胸锁关节为起点，越过锁骨中段上方，弯曲向下直至三角胸肌间沟，

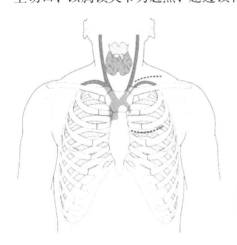

图2.7 循环不稳定的患者需快速止血，可行第3肋间前切口开胸术阻断左锁骨下动脉近端血流，同时行锁骨上切开以阻断该动脉远端血流

以控制出血。锁骨下动脉的锁骨后段及腋动脉的近心端，可以通过位于锁骨下的三角胸肌间沟切口来暴露。暴露锁骨下动脉的锁骨后段有时还需要分离胸肌及锁骨下肌，游离胸锁关节，甚至切除锁骨。有时需要将锁骨中段切除，或将其翻转到侧位，以获得该区域的全部术野。在切除锁骨时，切口也可以向侧位延伸，行胸骨正中切开术。当患者遭受危及生命的创伤时，行锁骨切除术的美容要求应放在最后考虑。在仰卧位患者背后两肩之间放一个纵向的枕头，相当于从后背给予两侧肩膀一个推力，从而使锁骨下动脉的暴露变得更加容易（图 2.8）。

修复锁骨下动脉和腋动脉损伤时，通常需要切除受损的血管，然后置入人工血管移植物。但也有一部分患者无须置入移植物，切除损伤血管后直接端端吻合即可。对于重度污染的伤口，原则上首选自体静脉移植，但我们更倾向于使用聚四氟乙烯（PTFE）或涤纶材料制作的人工血管，主要是因为后者更易获得，而且远期通畅率更佳。这些受损的血管特别脆弱，因此在吻合时必须非常小心，以防增加吻合口出血的风险。在这些动脉损伤的患者中，有很大概率伴随着锁骨下静脉和腋静脉的损伤。简单的静脉撕裂和牵拉伤可以进行修补，

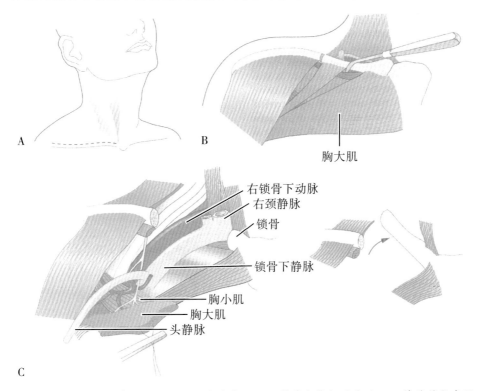

图 2.8 暴露远端锁骨下动脉和近端腋动脉。A. 沿锁骨上缘切开皮肤。B. 将胸锁乳突肌、胸大肌、锁骨下肌从锁骨中段剥离。C. 将锁骨切断，锁骨中段移除或牵开。如有必要，也可将胸小肌剥离

但在急诊情况下建议直接结扎静脉，而非进行复杂的静脉重建。

静脉损伤

患者发生钝挫伤时，颈部大静脉很少发生损伤。如果确实伤及了静脉，一般都是由于胸骨或锁骨发生了骨折。但在颈部穿透性损伤中，颈内静脉和颈外静脉很容易受到波及。而且50%的锁骨下动脉损伤病例中都伴发了锁骨下静脉损伤。这些大静脉损伤除了可以引起出血，还会导致空气栓塞。因此，如果补充液体或控制出血等复苏措施均不能有效控制病情，要考虑发生空气栓塞的可能。如确实发生了空气栓塞，应使患者处于左侧卧位并且头朝下，使用心包穿刺针穿刺患者右心室抽出空气，从而达到诊断和治疗的目的。

血管腔内修复和控制出血

随着血管腔内技术的发展、腔内器材的升级及医生腔内介入水平的提升，腋动脉、锁骨下动脉及主动脉弓分支血管损伤发生急性出血时，血管腔内技术可以有效地控制出血和阻断受损动脉血流。而且血管腔内技术可以对常规开刀手术极难暴露的受损血管进行快速止血，因而该技术在临床上得到越来越广泛的应用。血管腔内技术操作具体包括血管内球囊阻断受损动脉的近远端，覆膜支架封堵血管漏口及治疗假性动脉瘤（图2.9），甚至可以在完全

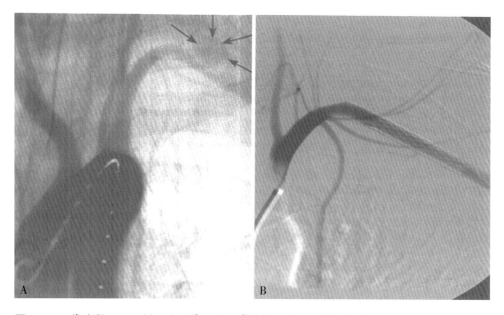

图2.9　血管造影：A.刀刺后左锁骨下动脉穿透性损伤，造影剂外渗为假性动脉瘤（箭头）。B.用覆膜支架封堵损伤后无渗漏

横断的两段血管间架桥。而在导丝通过已被血栓封堵止血的血管时，并不会明显增加出血风险。对于锁骨下动脉和腋动脉损伤，自膨式支架或覆膜支架要优于单纯的球囊扩张，主要原因在于锁骨和第 1 肋会对夹在中间的球囊产生压缩作用。

实践证明，弹簧圈在封堵出血动脉分支时也很有效。可以使用经肱动脉或股动脉入路来放置球囊导管，以实现对无名动脉或左锁骨下动脉近心端的临时近端阻断。这些微创的血管腔内技术对于复合伤患者尤为适用。这些技术可以为医生处理其他部位的大型损伤争取足够的时间，还可使患者免于开胸。

初步治疗后的患者管理

胸内大血管毗邻气管，因而在术后早期阶段，要优先处理气道和保障患者通气。开始时通常需要进行气管插管。对于大部分主动脉弓分支血管损伤的患者，需行胸腔闭式引流以排空胸膜腔内的气体与血液。此时必须密切监控胸导管血液引流量，因为出血是最常见的术后并发症。我们通常认为，排出 300 mL/h 的血液是重新探查胸部以排除或修复手术出血原因的明确指征。术后出血还可由大量输血、稀释性低血小板减少症和低体温引起。如果胸腔内没有明显出血，应在 24~48 h 内拔除胸腔引流管，或在出血风险得到控制时立即拔除。锁骨上伤口负压引流装置的拔除原则与胸导管相同。

入院前的外伤或后续的血管修复操作，都很容易对血管附近的神经造成损伤，尤其是膈神经、迷走神经和臂丛神经。有时患者会出现脑部缺血症状，而且症状在术后会加重，提示患者可能发生了血栓栓塞事件，或损伤部位及修补部位的动脉发生了阻塞。

对于腔内操作而言，仔细观察动脉穿刺点附近是否有出血、血肿或其他并发症尤为重要。

预　后

在大部分情况下，伴有胸廓出口区域血管损伤的患者预后都很差，但那些及时送达医院的患者仍然存有希望。

越来越多的证据表明，颈部穿透性损伤患者的存活率只有 12%~15%，但各报道不一致。来自南非的一项包含 228 例穿透性胸廓出口区域血管损伤患者的大型研究报道，60% 的患者在入院时就已死亡，其余患者有 15% 死于手术过程中，因而总死亡率为 66%。另一组来自洛杉矶的研究显示，总死亡率为

34%，但手术死亡率仍有 15%。

在一项 1989 年进行的包含 30 例胸部钝性血管损伤患者的临床报道中，其结果较好：手术死亡率为 6.7%，术后随访 5 年的人工血管移植物通畅率为 90%。还有同一年报道的另一组数据，死亡率为 6.5%，结果与前者相似。该研究纳入了 46 例患者，总共有 51 处胸内动脉损伤，其中 42 处属于穿透性损伤。神经系统的并发症在各项报道中发生率相对较低，仅为 5%~29%。动、静脉同时损伤的患者，其死亡率更高，超过了 50%。静脉损伤的高死亡率归因于可能合并空气栓塞，以及静脉缺乏收缩能力从而导致血液大量流失。

总之，大部分患者都死于事故现场或转运途中。但是如果那些患者能及时到达医院急诊科，其预后会相对较好，尤其是能开展先进血管腔内技术的医院，患者的存活率会更高。

拓展阅读

Abouljoud MS, Obeid FN, Horst HM. Arterial injury to the thoracic outlet—a ten year experience. Am Surg, 1993, 59:590–595.

Axisa BM, Loftus IM, Fishwick G, et al. Endovascular repair of an innominate artery false aneurysm following blunt trauma. J Endovasc Ther, 2000, 7:245–250.

Branco BC, DuBose JJ, Zhan LX, et al. Trends and outcomes of endovascular therapy in the management of civilian vascular injuries. J Vasc Surg, 2014, 60:1297–1307.

Branco BC, Boutrous ML, DuBose JJ, et al. Outcome comparison between open and endovascular management of axillosubclavian arterial injuries. J Vasc Surg, 2015, 63:702–709.

Chopra A, Modrall JG, Knowles M, et al. Uncertain patency of covered stents placed for traumatic axillosubclavian artery injury. J Am Col Surg, 2016, 223:174–183.

Cox CS, Allen GS, Fischer RP, et al. Blunt versus penetrating subclavian artery injury: presentation, injury pattern, and outcome. J Trauma, 1999, 46:445–449.

Demetriades D, Chahwan S, Gomez H, et al. Penetrating injury to the subclavian and axillary vessels. J Am Coll Surg, 1999, 188:290–295.

Desai SS, DuBose JJ, Partham CS, et al. Outcomes after endovascular repair of arterial trauma. J Vasc Surg, 2014, 60:1309–1314.

Hajarizadeh H, Rohrer MJ, Cutler BS. Surgical exposure of the left subclavian artery by median sternotomy and left supraclavicular extension. J Trauma, 1996, 41:136–139.

Hoff SJ, Reilly MK, Merrill WH, et al. Analysis of blunt and penetrating injury of the innominate and subclavian arteries. Am Surg, 1994, 60:151–154.

Miles EJ, Buche A, Thompson W, et al. Endovascular repair of acute innominate artery injury due to blunt trauma. Am Surg, 2003, 69(2):155–159.

Pate JW, Cole FH, Walker WA, et al. Penetrating injury of the aortic arch and its branches. Am Thor Surg, 1993, 55:586–589.

duToit DF, Lambrechts AV, Stark H, et al. Long-term results of stent-graft treatment of subclavian artery injuries: management of choice for stable patients? J Vasc Surg, 2008, 47:739–743.

Weiman DS, McCoy DW, Haan CK, et al. Blunt injury of the brachiocephalic artery. Am Surg, 1998, 64(5):383–387.

（黄勋，刘建林　译）

第 3 章　上肢血管损伤

要点提示

- 肩关节或肘关节脱位患者可能会有血管损伤。
- 双上肢血压差异明显时，需排除近心端血管的损伤。
- 神经损伤往往决定了上肢损伤的预后情况。
- 血管探查前需充分评估臂丛神经及正中神经功能情况。

背　景

简　介

大多数外周血管损伤发生在四肢。在恐怖袭击事件中，约 50% 的受伤普通民众会合并上肢血管损伤。因为地雷和简易爆炸装置的关系，下肢血管损伤的人群远远大于上肢。另外，上肢血管损伤常伴随邻近神经及肌肉骨骼的损伤，而下肢血管损伤的类似情况相对较少。四肢血管损伤很少会发生生命危险或严重的出血，但是缺血性并发症却并不罕见。同时，上肢血管损伤易被修复，相关文献报道同期的截肢率低于 10%~15%。多达 50% 的患者会伴随长期的残疾，其中骨骼及神经系统受损是主要因素。

解剖学上，上肢被分为上臂（肩关节至肘关节）及前臂（肘关节至腕关节），而不是简单地分为上臂及下臂。本章会尽可能地使用正确的解剖学术语。供应上肢血供的锁骨下动脉及腋动脉在之前的章节中已经有所阐释。

上肢截肢率低的一个重要原因是，肩关节附近腋动脉至肱动脉段存在丰富的侧支循环。这也导致了上肢远端的缺血症状早期并不明显，从而延误了诊断

© Springer-Verlag GmbH Germany 2017

E. Wahlberg, J. Goldstone, *Emergency Vascular Surgery*, DOI 10.1007/978-3-662-54019-0_3

及治疗，并导致了远期的相关缺血并发症。充分建立对上肢外伤患者潜在动脉损伤的认知，可以有效减少血管损伤的漏诊率并降低远期后遗症发生率。由于肘关节周围的侧支循环相对较少，所以一旦自肱深动脉平面往下的肱动脉受损，如果没有及时得到有效的修复，50% 以上的患者会面临截肢的风险。

病因及发病机制

上下肢的损伤机制是一致的，穿透伤及挫伤均能对肱动脉、桡动脉、尺动脉造成损伤。刀伤及枪伤常常会造成穿透伤（其中肱动脉最为常见），但是继发于骨折的撕裂伤也经常会发生。锋利碎片常常会穿透血管壁（图 3.1）。挫伤常发生于因交通事故或者坠落伤所致的骨折及关节脱位。常见的骨关节损伤合并的血管损伤如表 3.1 所示。

上肢血管损伤还存在众多其他特殊类型。大量的上肢血管损伤是由于工伤及家庭暴力所致。锐器伤及自残常常引起的是肘关节以下的血管损伤。随着越

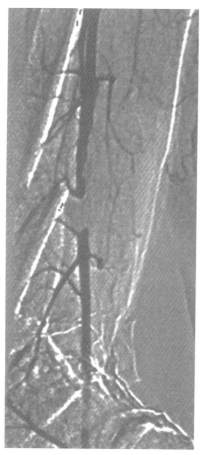

图 3.1　血管造影显示肱动脉被肱骨骨折形成的尖端离断

来越多的血管腔内手术选择肱动脉入路，近肘关节部位的肱动脉医源性损伤也越来越多。冠状动脉介入治疗手术多选择桡动脉入路，使血管闭塞及手部缺血的发生率很低，但经由桡动脉行动脉血采集却常常会发生桡动脉假性动脉瘤及血管闭塞。

表 3.1　常见骨关节损伤部位累及的血管

骨关节损伤	血管损伤
锁骨骨折	锁骨下动脉
肩关节脱位	腋动脉
肱骨髁上骨折	肱动脉
肘关节脱位	肱动脉

在所有的血管损伤中，不管是横断伤还是撕裂伤，都可以引起出血或栓塞事件的发生。在局部组织受到钝挫伤的情况下，血管的横断伤、内膜损伤及挫裂伤是常见的。损伤的机制在第 9 章中将会有详细的阐述。枪伤造成的损伤程度取决于子弹的速度及大小，而军事行动中高速度武器的应用越来越普遍。在对枪伤患者的评估过程中发现，虽然子弹没有直接作用于血管本身，但是其造成的空化作用及周围组织损伤会引起广泛的血管壁损伤。上肢和下肢组织一样，很容易受到缺血事件的影响，6~8 h 内的及时诊治往往是有效的，但是一旦超过这个时间窗，就会引起不可逆的组织损伤。手部发生严重缺血事件时，应尽早行急诊手术治疗，避免留下永久性的功能障碍。如前文所述，伴随的周围神经损伤是造成远期肢体功能障碍的主要原因。不论是穿通伤还是钝挫伤，都能引起周围神经损伤。有文献报道，35%~60% 的上肢动脉损伤患者会合并周围神经损伤，其中超过 75% 神经受损的患者会合并骨骼或者静脉损伤。

临床表现

病　史

因为交通事故、刀伤、枪伤就诊于急诊科的上肢血管损伤患者，常常合并有其他部位的损伤。此类患者多通过救护车或私家车到达医院进行就诊。因为常合并其他损伤，所以医生在接诊患者时需要向救护人员及陪伴者充分了解患者的损伤类型及出血情况。在行急诊血管修复之前，需要充分评估损伤时间及止血带的使用情况。由于骨骼损伤常常合并周围血管的损伤，所以在问诊时还需要特别注意是否存在关节脱位及骨折情况。如果关节周围存在明显的疼痛，则提示可能存在关节脱位。如果上肢存在持续或短暂性的麻木、任何部位的运动功能障碍，以及其他任何神经系统受损的体征及症状时，都需要警惕并进行充分评估。

▶ **注意**：在给患者做手术之前，医生需要充分评估患者上肢的神经功能情况。

临床体征及症状

上肢血管损伤后，局部可以出现相应的"软体征"和"硬体征"，主要包括桡动脉搏动减弱或消失、运动障碍、感觉障碍、出血及不断增大的血肿。硬体征仅在一小部分患者中有所表现。很多血管断裂的患者的临床表现仅为桡动脉减弱或肱动脉血压降低，所以同时测双上肢的血压是很重要的。由于即使存在血栓也能够传导脉搏的搏动，所以桡动脉搏动可触及并不能排除上肢存在血管损伤、非完全填充性血栓或内膜片损伤的可能。当双上肢血压相差超过 20 mmHg 时应警惕是否存在上肢血管的损伤。上肢血管受损时常合并手指、手部或上肢的运动功能障碍及感觉障碍。

当前臂血管损伤情况不明时，可以通过艾伦（Allen）试验（血管通畅试验）来判断血运情况（表 3.2）。当艾伦试验阳性时，提示手掌侧支循环不良，或者提示桡动脉及尺动脉两者存在损伤可能。在做相关治疗之前，应当充分评估上肢的感觉和运动功能情况，从而明确是否存在神经功能损伤（排除术中的神经功能损伤）以及是否需要行神经修复。神经系统检查的内容如表 3.3 所示。有时神经功能损伤是血管损伤的首要表现。对于丧失意识、局部损伤严重或者无法配合的患者来说，往往无法进行有效的神经系统查体。

表 3.2　艾伦试验

1. 上举手臂高过头顶
2. 双手同时按压患者一侧桡动脉和尺动脉
3. 放下手臂
4. 松开对尺动脉的压迫
5. 观察及记录手部血运恢复时间
6. 重复上述步骤，松开桡动脉的压迫
7. 手掌血运恢复时间 >5 s 表示艾伦试验阳性，说明患者手掌侧支循环不良

表 3.3　上肢神经功能评估

受损神经	症状	查体结果
臂丛神经	上肢活动障碍；肢体下垂，肘关节强直，前臂内旋	颈部感觉功能缺失
腋神经	上肢不能外展	肩背部感觉功能缺失
尺神经	手部感觉麻木，小指运动障碍	小指深部感觉缺失
正中神经	"猿形手"畸形，桡侧手感觉麻木	食指感觉缺失
桡神经	大拇指麻木及运动障碍	桡侧 3 个半手指背侧感觉障碍

临床诊断

对于单纯上肢受伤的患者而言，病情稳定时除了必要的体格检查以外，一些辅助检查也是必需的。在患者病情稳定的情况下，应尽早行普通超声及彩色多普勒超声检查。超声检查本身具有无创、无须造影剂、可移动性等优势，必要时可以行床旁超声检查以明确病变情况。虽然超声检查有时会对一些小内膜片损伤或者附壁血栓漏诊，但是如果患者存在明显的大血管损伤时，超声的准确度是比较高的，可以指导医生判断是否行介入治疗。但是超声检查存在一个明显的缺陷，即它受超声科医生操作水平及经验的影响比较大。有时单纯靠普通的超声检查也能够发现血管病变情况。当发现血流信号明显减弱时，往往提示存在血管损伤可能。如果超声检查发现患侧肢体血压较对侧正常肢体减少 20 mmHg 以上时，则提示存在血管闭塞可能。血管损伤时，常合并上肢感觉及活动障碍。

详细的体格检查及无创超声检查可以很大程度上判断患者是否存在血管损伤，以及是否需要动脉介入治疗或外科手术修复。血管造影检查作为血管损伤的一个重要诊断方式，应该有选择性地使用。如果患者计划行介入治疗或者开放性手术治疗，那么造影检查可以作为一个重要的辅助诊断方式。例如，如果一个患者肘部受到了钝挫伤或者穿通伤，远端肢体缺血症状明显，桡动脉搏动已经消失，此时患者应尽早进行手术治疗，而不需要进行诊断性的血管造影检查。如果术中需要明确血管情况，可以行血管造影。通常情况下，对于血管周围组织受损但是没有明显血管损伤证据的患者而言，血管造影并不适用。在这种情况下，常规的血管造影检查下只有约 10% 的患者会出现造影结果异常。在钝挫伤中，血管损伤时常常合并无脉搏和毛细血管充盈时间延长。此时，可行动脉造影检查，但超声检查及计算机体层血管成像（CTA）检查更能反映周围组织的情况。

　　CTA 检查对于判断上肢血管损伤情况也很有用，其检查结果的准确度与血管造影检查十分相近。对于多处受伤或者猎枪伤所致的腋动脉及锁骨下动脉损伤的患者而言，CTA 检查是很有帮助的。在这种情况下，CTA 检查优于血管造影。CTA 相比血管造影的一个优势是，在急诊科或者附近就有 CT 室，从而可以快速进行 CTA 检查以评估患者的血管情况。

管理与治疗

术前管理

危重及病情不稳定患者

　　单一上肢动脉受损的患者很少会发生到达急诊科时仍大量出血的情况，此类患者往往已通过止血带阻断的方式完成了局部止血。这种情况下应该严格记录止血带的阻断时间。如果没有止血带或者出现止血带无法充气的情况，局部手动压迫也能起到止血作用，与此同时，医生可以进行系列体格检查及有效的高级创伤生命支持：氧气吸入、一般生命体征监测、静脉通路建立、留置导尿、静脉输液等（见第 9 章）。同时，医护人员还应根据患者的具体情况使用镇痛药、抗生素及破伤风预防。

　　处理合并有多处创伤或上肢局部缺血症状的患者时，需要根据医院的创伤管理方案对症治疗。在随后的系统评估中，需要对患者的血管损伤情况进行详细检查。如果患者伴有严重的无法控制的出血，那么医护人员应优先控制出血。在绝大多数情况下，对于局部组织缺血而言，需要在患者一般情况稳定后方可进行。而局部组织整形修复可以在缺血情况控制稳定后进行。当患者情况稳定后，可以进行血管造影或者其他相关检查来明确血管的具体损伤情况。

相对危重的患者

　　绝大多数上肢血管损伤的患者到达急诊科时往往病情已经有所控制，不伴有严重的出血情况，但是部分患者会存在手指缺血的情况。对这类患者，需要进行迅速而系统的体格检查及神经功能评估。对骨折移位或关节脱位的患者，应尽早适当使用镇痛药避免进一步损伤。但是这种情况下往往不能达到理想效果，需要进行基础麻醉及整形修复。在移位骨关节复位后，应再次进行血管评估。如果桡动脉搏动和远端灌注恢复，则应稳定及固定复位后的肢体。此时，可进行必要的血管影像学检查。在接下来的 4 h 内，应重复进行相关辅助检查（如超声检查等），以确保已经恢复的远端血流持续存在。

如果患者上肢血管损伤很明确（桡动脉搏动消失、手部循环障碍），并且损伤部位确定，应当立即将患者送往手术室，此时不需要进行进一步的辅助检查来明确诊断。如果查体时患者有严重的血管损伤或动脉搏动异常，但手臂严重损伤以致无法确定损伤部位，应在术前或术中进行动脉造影或彩色多普勒超声检查。在条件允许的情况下，需要尽快对所有损伤的血管进行修复。肱动脉损伤 4~5 h 内进行修复，可以有效避免远期的缺血并发症。20% 西方人群的掌弓是不完整的，因此他们前臂损伤的缺血再灌注时间约为 6~8 h。如果患者有正常的掌弓，且没有明显的手部缺血情况，那么单独的尺动脉或桡动脉的损伤并不一定需要修复。但是部分外科医生认为，在这种情况下，如果患者的血管损伤情况比较简单，也应当进行早期修复。由于前臂的血管大多数都比较纤细，所以不论是做动脉重建还是静脉搭桥，都具有一定的难度。

对于多处严重伤及病危的患者，如果手部血运足够丰富，则应当避免行血管探查术。在这种情况下，应每隔 1 h 对手部血运进行评估，以确保手部保持稳定的血流灌注。

截　肢

对于部分上肢血管损伤严重的患者而言，行一期截肢术是一种比较好的选择。但是何时进行一期截肢而不是尝试进行复杂的神经、血管、肌腱、骨骼及肌肉的修复，往往难以抉择。通常情况下，多处骨折、神经功能紊乱、缺血时间超过 6 h 及大面积组织、皮肤损伤的上肢，可能永远无法恢复正常的运动及感觉功能，并很有可能发展成严重的慢性疼痛综合征。这种情况下，应当考虑早期截肢。然而，当手臂的皮肤、骨骼、肌肉、血管均受到损伤，而神经功能轻度受损时，可以尝试挽救手臂。但医生必须记住一点，手臂至少需要一些保护性感觉才能产生神经功能。相对于成人而言，儿童上肢在受到损伤后预后较好，因此应当对儿童予以积极的干预治疗。

▶ **注意：**如果在诊疗过程中发现上肢功能恢复的概率很小，而手术的风险和花费很大，那么应当选择放弃手术治疗。

肢体损伤严重程度评分系统（MESS）是一种针对管理及决策肢体损伤程度的分级系统（表 3.4）。7 分是一个分界线，如果患者的 MESS 评分高于 7 分，

那么患肢截肢是不可避免的，应当早期行手术切除。某些研究表明 MESS ≥ 7
分的患者的最终截肢率是 100%。

如表 3.4 所示，挤压伤患者的截肢率往往很高。缺血时间的长短也是
MESS 的重要项目。

表 3.4　肢体损伤严重程度评分系统（MESS）

评分标准	损伤特点	评分
低能量损伤	刺伤，单纯闭合骨折，小口径枪伤	1 分
中等能量损伤	开放性骨折，多处骨折，移位，小范围挤压伤	2 分
高能量损伤	猎枪爆炸，高速枪伤	3 分
极高能量损伤	伐木事故，铁路事故	4 分
无休克（血压正常）	血压持续平稳	1 分
一过性低血压	事故现场血压降低，予以补液治疗后血压恢复正常	2 分
持续性低血压	血压 < 90 mmHg	3 分
无缺血	脉搏正常，无缺血症状	1 分
轻度缺血	脉搏消失或减弱，无缺血症状	2 分 [a]
中度缺血	超声下连续血流信号，远端缺血症状出现	3 分 [a]
重度缺血	无脉，肢体冰凉，感觉障碍，毛细血管充盈缺失	4 分 [a]
< 30 岁		1 分
30~50 岁		2 分
> 50 岁		3 分

a：如果持续时间超过 6 h，则评分会增加 1 倍

手　术

术前准备

一般情况稳定的患者体位应取仰卧位，上肢外展呈 90°。前臂及掌心应
向上摆放。不论是外周还是中心静脉输液通路都应该避免在患肢进行。任何部
位的出血都可以通过局部压迫来实现止血。在进行术前准备时术者应佩戴无菌
手套，避免创面的二次感染。如果损伤的部位是桡动脉或其远端血管，可以在
近心端予以止血带阻断止血，从而减少术中术区的出血，以保持创面视野清晰。
止血带可以在消毒铺单之前予以阻断，或者在术中使用无菌止血带。不管是哪
种方式，都应该避免止血带与创面的直接接触，将局部皮肤损伤的风险降到最
低。在进行消毒铺单时，应保证术区充分暴露，以方便修复损伤的血管及周围

组织。在手术过程中，可以将手部放在一个无菌的透明塑料袋内，从而便于探查桡动脉的搏动及手指的血流灌注情况。术前应当同时消毒准备一侧下肢，以防术中需要行大隐静脉移植术。如果是近心端的血管损伤，手臂也应该同样准备。当损伤位于肱动脉近心端或腋动脉时，应该同时准备锁骨走行区及颈部皮肤，以保证术中能够在动脉近心端予以阻断，控制出血及保持术野清晰。

近端阻断

前臂及其远端血管损伤，可以通过预置的止血带加压来实现阻断。一般来说，止血带的压力需要达到 50 mmHg 以上才能起到阻断效果。充气之前，应当充分抬高上肢，排空上肢静脉血液，以减少静脉源性出血。充气完成后，即可以行手术探查。

对于更加近心的动脉损伤而言，需要充分暴露损伤组织上方的正常血管，才能起到有效的血流阻断效果。上臂近心端动脉损伤术中最常见的阻断部位是腋动脉（图 3.2）；肱动脉近心端（大圆肌腱下缘发出的动脉）可以在上臂内侧进行暴露，以修复肱动脉及其以远的血管损伤。另外，可以在动脉近心端予以球囊导管（3-4F）置入，也能起到血管阻断的作用。在肘关节部位行手术切口，可以有效地暴露肱动脉远端及其桡动脉、尺动脉分支。上肢血管的常见暴露位置见"技术要点"。

探查及修复

通常情况下可以经由原创面进行探查，并行近心端动脉阻断。但有时候需

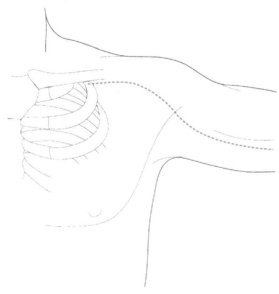

图 3.2　术者可以取平行于锁骨的方向做手术切口，从而快速暴露腋动脉。肱动脉可以选择上臂内侧切口进行快速暴露。肱动脉的切口可以向上延伸至腋动脉，从而可以暴露及修复腋动脉及肱动脉全段

要另做切口，以充分暴露近心端动脉。上臂动脉最常见的损伤部位是在肘关节平面的肱动脉。例如，成人及儿童的肱骨上髁骨折。在这种情况下，通常可以选择在肘关节处行手术切口来实现肱动脉的探查及修复，但有时候需要向近心端有所延伸方能实现肱动脉的暴露。具体解剖如图 3.1 所示，操作步骤如"技术要点"中所示。在探查过程中，应当充分清除周围血肿，从而方便暴露及检查神经及肌腱损伤情况。

当发生肱骨上髁骨折时，肱动脉、正中神经和臂内侧皮神经常常会卡在骨折部位中，术中需谨慎地将其从骨折断端中分离出来。在进行血管阻断之前，应进行全身肝素化（50~100 IU/kg）。在行血管修复之前，应当通过临时松开及阻断止血带来判断流入道及流出道的血管情况。通畅情况下，可以准备一个 2F 的 Forgaty 导管送至远端动脉内，以确保远端没有血栓形成。如果近端血流速度减慢，则需要进一步排除近心端是否存在梗阻。术中可以逆向置入取栓导管，行动脉造影检查以明确（见第 4 章）。或者可以在术中行 CTA 检查以明确是否存在梗阻情况。

通常情况下，除非血管重建手术会危及患者生命，否则应当对上肢的所有主干血管进行修复重建。当患者确定要截肢时，方能够结扎主干动脉。如果术中结扎腋动脉，那么术后的截肢率为 43%。而结扎肱动脉，术后的截肢率为 30%。对于单一前臂的桡动脉或尺动脉损伤的患者而言，如果手部血运正常，那么对其进行结扎是安全的，而且不会留下明显的后遗症。然而部分患者前臂的血管解剖是异常的，此时结扎尺动脉或桡动脉可能会导致手部缺血。如果前臂的两根动脉血管都受到了损伤，那么应当优先修复尺动脉，因为尺动脉主要负责手部的血供。

大多数肱动脉严重损伤的患者，往往需要行血管成形术或移植术。如果肱动脉损伤严重无法行成形术，那么可以从同侧的头静脉或任意一侧的大隐静脉截取足够的长度来实现静脉移植术。人工血管和大腿段的大隐静脉一样，都可以用于腋动脉及肱动脉的修复。膝关节及其以远的大隐静脉可以用于桡动脉及尺动脉的血管移植术。在血管吻合之前，需要切除所有受损的动脉，以降低术后血栓形成或血管破裂的风险。少数情况下，可以通过无补片的直接缝合修复一些小动脉的损伤。

正如前文所提到的，动脉损伤常常继发于骨骼损伤。通常情况下，往往无法同时修复骨骼及血管损伤，那么此时优先固定骨骼还是重建血流是存在争议的。如果优先固定骨骼，则会延长肢体的缺血时间；如果优先处理血管损伤，那么在后期的骨骼损伤修复过程中，可能导致吻合口的断裂及进一步的血管损

技术要点

上肢动脉近端阻断的暴露方式

腋动脉

在锁骨中内 1/3 交点锁骨下 3 cm 开始，水平向外延伸约 8 cm。沿着切口向深部钝性分离下方的胸大肌肌纤维长度与切口一致。在切口外侧缘，游离胸小肌并牵拉至外侧。穿梭于胸小肌内的神经也可以通过这种方式进行分离，并不会引起远期的并发症。向下继续打开胸肌筋膜，腋动脉位于其下方，与同名静脉伴行。臂丛神经的外侧束位于腋动脉的深处。

近端肱动脉

在前臂内侧，于肱二头肌及肱三头肌之间的肌间沟行一长约 6~8 cm 的切口。切开肱二头肌内侧缘的深筋膜，将肌肉牵向前方，即可暴露神经血管束。切开肱动脉鞘，肱动脉被正中神经及臂内侧皮神经所环绕（图 3.2）。

末端肱动脉

在肘窝皮肤折痕中点远端 2 cm 处做一横行切口，并沿动脉走行方向向上延伸。在分离过程中，尽量保留周围的静脉。如果静脉影响视野暴露时，可以向一侧牵拉。分离肱二头肌腱膜即可暴露肱动脉。沿着创面向近心端游离，可以进一步暴露肱动脉（图 3.3）。如果需要探查桡动脉及尺动脉，可以沿着前臂的桡侧延长切口。正中神经紧邻肱动脉，在手术过程中尽量避免损伤，以免留下严重的后遗症。

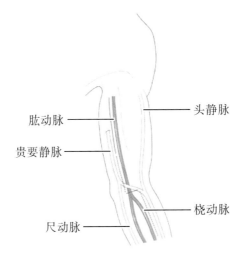

头静脉

肱动脉

贵要静脉

桡动脉

尺动脉

图 3.3　肘关节处的横切口，如果需要进一步暴露肱动脉、桡动脉及尺动脉近端时，可以沿虚线方向延长切口

伤。因此在行骨骼修复之前，建立一个长度合适的临时转流通路，可以有效避免远端肢体的缺血，又能够保证骨骼修复的正常进行。此外，骨折导致的肢体缩短在上肢（与下肢相比）并不是一个大问题，而且没有内固定的矫形治疗也相对常见，这在老年患者中更为常见。例如，由于肱骨近端骨折引起的腋动脉及肱动脉损伤，在进行修复时为了防止更多的血管损伤，断端需要被固定。另一个例子是当肱骨干发生骨折时，需要进行严格的固定，以防止由于断端不稳定移位造成进一步的血管损伤。有关血管转流的详细信息，详见第 9 章。

当上肢主干深静脉也受到损伤时，如果局部损伤不严重、修复难度不大时，需要尽量予以修复。如果造成深静脉损伤的创面比较局限，而周围大量的浅静脉系统被破坏了，那么此时应尽量修复深静脉从而避免术后患肢的严重肿胀。

对于肩关节周围的血管损伤而言，重建静脉通路可以有效地避免近、远期上肢肿胀的问题。另外，软组织覆盖所有的血管，可以降低局部感染的风险。

术　后

血管修复完成后，如果对血管修复情况、移植物血流情况及远端是否发生栓塞事件存在疑问，可以通过术中超声或动脉造影检查来明确。一旦发现问题，可以及时予以补救（见第 4 章）。血管重建完成后，需要充分切除周围的坏死组织，冲洗伤口。对于穿透性伤口而言，还应该缝合损伤的肌腱及神经，而大多数钝挫伤并不需要进行此操作。在完成手术前也要考虑筋膜切开术。骨筋膜室综合征是一种不同寻常的上肢重复融合的表现，但如果不能迅速识别和治疗，则会产生严重的后果。在完成手术前有时需要考虑行骨筋膜切开术。骨筋膜室综合征是指骨筋膜室内肌肉和神经因急性缺血、缺氧而产生的一系列早期的症状和体征。早期如果不能有效地诊断及治疗，会发生严重的后果。同样在下肢，长时间的缺血后重建血管，会增加缺血再灌注损伤及骨筋膜室综合征的风险。关于上臂及前臂筋膜切开的操作详见骨科手术文章。上肢受伤后，常常会使用绷带、夹板或石膏来固定患肢。这种情况下，会使血管状态评估变得十分困难。因此，在条件允许的情况下，可以在覆盖物中开放一个观察窗口，以便用手或多普勒探头进行脉搏检查。

血管腔内治疗

相对于锁骨下动脉及腋动脉损伤而言，远端血管损伤时很少会将腔内治疗放在首位。这是由于肱动脉及前臂的血管暴露方便，发病率低，进行开放修复联合骨骼修复通常来说是最好的选择。在进行开放性修复后，少数患者可能会形成动静脉瘘或假性动脉瘤，这种情况下可以通过覆膜支架覆盖或局部注射凝血酶进行有效控制。

在肩关节包括腋窝范围内，发生主干血管损伤后，越来越多的医生倾向于选择血管腔内治疗。血管腔内治疗另一个很好的应用是可以有效控制穿通伤所致的腋动脉分支血管（如旋肱动脉）的出血。主干动脉的侧支血管出血时，可以通过动脉造影的方式探查。一经发现后，可以选择破裂血管，并予以弹簧圈或吸收性明胶海绵等栓塞物质予以栓塞。

术后管理

术后的前 6 h 内，每隔半小时需观察一次桡动脉搏动情况及手部血流灌注情况。如果担心已修复的血管内血流状态不佳，可以通过 CTA 检查以明确及排除是否存在术后损伤。一旦发现血管发生再闭塞，需要尽快行手术治疗。骨筋膜室综合征的发生率会随着时间的推移而逐渐增加，因此在最初的几天里，应当时刻关注肢体的肿胀、疼痛及僵硬情况。必要时，需要移除石膏及其他封闭敷料，以准确评估肌间隔内的情况。对于大多数患者而言，需要持续予以肝素抗凝治疗。临床上低分子量肝素 [1~2 mg/（kg·d）] 的使用更为常见，但是由于低分子量肝素半衰期长，而且缺乏有效的拮抗剂，因此在术后早期使用普通肝素更为安全。

患肢抬高可以有效减轻上肢的肿胀，同时也会减少局部的血肿。早期应当鼓励患者进行手指活动，以防止手部僵硬，并改善局部的血运情况。

预　后

上肢动脉修复后近、远期通畅率都很高，但是上肢的感觉及运动功能与此无关。对于那些血管损伤合并神经及严重软组织损伤的患者来说，神经功能的正常与否决定了上肢的远期活动情况。美国一项关于 101 例上肢血管损伤患者修复后的研究证明了上述观点，包括 13 例腋动脉及锁骨下动脉损伤患者。其中一半的患者合并有神经功能损伤。上肢的保肢率为 99%，后期的随访数据显示，所有仅需要修复血管的患者上肢的运动及感觉功能均表现良好。然而，在需要神经修复的患肢中，64% 的患者上肢功能严重受损。相比之下，需要肌肉及骨骼修复的患者中约 25% 存在上述情况。

另外一项来自英国的 28 例肱动脉损伤（其中 6 例为钝挫伤）的研究发现，一半的患者同时合并有神经损伤，并得到了及时的神经修复。在这些患者中，所有的血管重建都是成功的，但是大多数实施神经修复的患者都存在一些功能障碍。

幸运的是，随着时间的推移，很多患者的上肢功能有所改善。当手部功能受损时，需要进行早期和长期的物理治疗。上肢损伤不良预后的危险因素与MESS 评分系统类似，骨骼及软组织的损伤程度、缺血时间、神经系统受累情况等均是其不良预后的危险因素。

医源性血管损伤

目前越来越多的医生选择通过肱动脉置管，既可用于血管腔内治疗，也可用于持续的血压监测。前者需要置入导引鞘，对于部分患者（尤其女性）而言，其肱动脉直径相对较大。除了出血之外，还可能引起一些其他损伤，如内膜损伤、血栓形成和假性动脉瘤等。

由于肱动脉的位置比较表浅，而且穿刺部位是已知的，所以一旦发生出血，其处理往往比较简单，可以通过局部压迫来实现。肱动脉的暴露也比较简单，通过一些简单的缝合即可完成修补。血栓形成的概率相对较小，但处理起来却要复杂得多，尤其是在内膜撕裂的情况下。具体处理应遵循第 4 章中的内容进行。

另一个可能遇到的问题是经由桡动脉行动脉采血会引起局部血管闭塞、栓塞等相应的并发症。少数情况下，动脉栓塞会导致严重的拇指及食指，甚至是全手的缺血。此时，应当立即行桡动脉探查，并对损伤的血管进行血栓清除及血管修复。桡动脉穿刺所引起的出血及弥漫性血肿并不常见，但是假性动脉瘤的发生率却并不低。发生此类问题时，应当尽早予以手术修复。

目前，越来越多的冠状动脉介入手术选择桡动脉入路。桡动脉的通畅率较高，前臂会发生相应的并发症。偶尔会遇到手部短暂性轻度缺血的患者，这部分患者中，只有少部分需要行血管重建术。对于这类患者，建议采用从肱动脉到损伤动脉的静脉旁路手术。

在某些手术过程中，需要对腋动脉穿刺进行动脉血采集、血流动力学监测等其他操作，一旦在腋动脉周围及神经鞘内形成血肿而出现局部的压迫症状，那将是十分危险的。这种情况下，会迅速引起相应区域的疼痛及严重的手部神经功能障碍，但是不伴随上肢缺血症状。此时，应立即进行急诊手术清除周围血肿，以避免留下永久性的神经功能损伤。

其他血管损伤

当治疗药物或者毒品注射到动脉而非静脉时，常常会在局部形成血肿、假性动脉瘤等，其中肱动脉的损伤最为常见。很多动脉内注射药物的患者并不需要行手术治疗，但是血管外科医生常常被其他科室的医生请会诊要求行手术治疗。血管损伤的机制因注射药物的不同存在一定的差异，但不论是哪种损伤，都有可能引起远端血管的痉挛及血管内皮细胞损伤，从而导致血栓形成。此时，手部会立即出现严重的疼痛及缺血症状。查体时可以发现，手指及手掌会出现花斑、发绀、肿胀、麻木等症状。由于大部分损伤位于终末小血管，所以桡动脉的搏动仍然是可以触及的。此时进行血管造影检查并不能明确诊断，但是予以注射扩血管药及溶栓药往往能起到一定的作用。如果血栓不在肱动脉、桡动脉或尺动脉内，可以先予以药物治疗，不需急诊行手术治疗。常见的药物治疗包括抗凝、低分子右旋糖酐（用于抗血小板和稀释血液）、激素、镇痛药等。临床上有些医生会适当使用溶栓药予以治疗。发生局部损伤后，应该尽量抬高手部来减轻肢体的肿胀。予以对症治疗后，局部组织损伤情况也不少见，所以有时候还需要进行清创及截指术。

长时间在极寒环境下生活会导致人体体温下降，手指及足趾出现冻伤。临床表现主要为水肿、充血、水疱、皮肤坏死、坏疽等。这种情况下，应尽快对冻伤的肢体予以复温，同时也应该对躯干进行保暖复温治疗。在解冻时，肢体可能会发生严重的疼痛，有时需要镇痛药予以对症治疗。解冻后，应该将四肢抬高以防止肢体过度肿胀并注意保护局部皮肤。一些比较严重的情况下，可能需要筋膜切开术或者其他手术方式来缓解局部肢体的压力，以避免出现组织、神经、血管的损伤。

儿童的血管一旦发生损伤后，其处理往往是比较麻烦的。如前文所述，最常见的是继发于肱骨骨折引起的损伤，其他如由动脉采血或血压监测引起的医源性血管损伤也常见。在新生儿科及儿科重症监护室经常可以遇见这样的病例。其处理原则与成人类似，主要区别是儿童的血管比成年人细很多。一旦发生损伤，儿童的血管痉挛情况较成人更加严重，侧支循环更加丰富，从而可以降低远端缺血的可能。如果血管损伤未得到及时的修复，会影响儿童以后的肢体生长和发育。如果需要进行血管重建手术，那么需要考虑血管移植物远期的功能及结构问题。不管是哪种情况，都需要进行长期的随访，且需要儿科医生及时与患儿进行沟通并予以治疗。

犬咬伤所致的血管损伤并不常见，但是其后果往往比较严重。这类损伤主要是由挤压伤及撕裂伤共同造成的,其往往合并有周围软组织损伤及静脉损伤,周围的伤口有可能会引起严重的感染。在一项 371 例犬咬伤的调查中,20 例患者(5.4%)需要行手术治疗,其中 85% 的患者累及上肢损伤。当发生严重的动脉损伤时,查体时常常会发现异常的动脉搏动。此类患者的手术探查及外科修复原则与其他类型的穿透伤相同,但是需要严格清理创面并予以抗感染治疗。

拓展阅读

Akinga AG, Robinson EA, Jester AL, et al. Management of vascular trauma from dog bites. J Vasc Surg, 2013, 58:1346–1352.

Fields CE, Latifi R, Ivatury RR. Brachial and forearm vessel injuries. Surg Clin North Am, 2002, 82(1):105–114.

Franz RW, Goodwin RB, Hartman JF, et al. Management of upper extremity arterial injuries in an urban level I trauma center. Annals of Vascular Surgery, 2009, 23:8–16.

Manord JD, Garrard CL, Kline W, et al. Management of severe proximal vascular and neurologic injury in the upper extremity. J Vasc Surg, 1998, 27:43–47.

McCready RA. Upperextremity vascular injuries. Surg Clin North Am, 1988, 68(4):725–740.

Myers SI, Harward TR, Maher DP, et al. Complex upper extremity vascular trauma in an urban population. J Vasc Surg, 1990, 12(3):305–309.

Nichols JS, Lillehei KO. Nerve injury associated with acute vascular trauma. Surg Clin North Am, 1988, 68(4):837–852.

Ohki T, Veith FJ, Kraas C, et al. Endovascular therapy for upper extremity injury. Semin Vasc Surg, 1998, 11(2):106–115.

Pillai L, Luchette FA, Romano KS, et al. Upperextremity arterial injury. Am Surg, 1997, (633): 224–227.

Reuben BL, Whitten MG, Sarfati M, et al. Increasing use of endovascular therapy in acute arterial injuries: analysis of the National Trauma Data Bank. J Vasc Surg, 2007, 46:1222–1226.

Shaw AD, Milne AA, Christie J, et al. Vascular trauma of the upper limb and associated nerve injuries. Injury, 1995, 26(8):515–518.

Starnes BW, Bakley AC, Sebesta JA, et al. Extremity vascular injuries on the battlefield: tips for surgeons deploying to war. J Trauma, 2006, 60:432–442.

Stein JS, Strauss E. Gunshot wounds to the upper extremity. Evaluation and management of vascular injuries. Orthop Clin North Am, 1995, 26(1):29–35.

Thompson PN, Chang BB, Shah DM, et al. Outcome following blunt vascular trauma of the upper extremity. Cardiovasc Surg, 1993, 1(3):248–250.

(韩阳,刘建林 译)

第 4 章　急性上肢缺血

要点提示

- 详细的病史及查体可以明确诊断。
- 少数患者需要造影检查以明确诊断。
- 大多数患者应行取栓术。
- 需要明确栓塞原因。

病因及发病机制

　　肢体动脉的急性缺血是血管外科最常见的急症之一。上肢动脉缺血较下肢少得多，仅占全部肢体急性缺血的 10%~15%。上肢动脉缺血中 90% 的患者的缺血原因是栓塞事件的发生，而下肢动脉缺血主要是由于血栓形成。其中一个主要原因是上肢动脉粥样硬化发生率较下肢低很多。不论是上肢还是下肢，其栓子的来源是相同的（见第 10 章）：绝大多数是心源性的，部分是心房纤颤引起的左心房血栓，部分是心肌梗死后导致的左心室壁血栓。栓子常常堵在肱动脉的分叉处，如上臂肱动脉的起始段，或者肘关节处肱动脉与尺、桡动脉的分叉处。继发于锁骨下动脉、腋动脉粥样硬化或附壁血栓所致的栓塞事件比较少见，其往往栓塞前臂及手部的末梢血管。

　　10% 的动脉粥样硬化斑块基础上形成的血栓所致的急性缺血患者，其病变位于头臂干或锁骨下动脉。由于肩关节周围侧支循环相当丰富，此类患者常无明显缺血症状。部分栓塞可能来源于心脏瓣膜的赘生物（心肌膜炎等），部分卵圆孔未闭的患者可出现下肢静脉血栓所致的动脉栓塞（反常栓塞）。其他少见的急性上肢缺血原因如表 4.1 所示，这些往往发生在较年轻的患者身上。

© Springer-Verlag GmbH Germany 2017

E. Wahlberg, J. Goldstone, *Emergency Vascular Surgery*, DOI 10.1007/978-3-662-54019-0_4

表 4.1 其他少见的急性上肢缺血原因

病因	缺血特点
大动脉炎	主干及分支血管病变
脉管炎	长期吸烟的年轻患者，主要病变在手指
凝血功能障碍	弥漫性或末梢血栓形成
肢体动脉痉挛症（雷诺病）	手指缺血

临床表现

大多数上肢栓塞的患者为老年人，平均年龄为 74 岁。男性与女性无明显差异。其往往突然发病，因此很多患者都能准确地描述栓塞发生的时间。在肘关节处的肱动脉是最常见的血栓栓塞部位，由于周围侧支循环丰富，因此早期缺血症状可能比较轻，主要表现为上肢的轻度麻木及手部的轻微苍白。"6P"症 [疼痛（pain）、苍白（pallor）、感觉异常（paresthesia）、麻木（paralysis）、脉搏消失（pulselessness）、皮温下降（poikilothermia）] 是四肢急性缺血的典型临床表现，但是手部冰凉及颜色改变较下肢更为明显（表 4.2）。因此，查体过程中最常发现的是手部冰凉、苍白、前臂力量减弱及手部的运动功能障碍，同时，局部可能会出现刺痛感及麻木感。通常情况下桡动脉搏动消失，但是有时候栓塞部位上端的搏动传导至桡动脉处也可以触及搏动。

表 4.2 急性上肢缺血症状及体征的比例

表现	百分比
无脉	96%
冰凉	94%
疼痛	85%
感觉异常	45%
活动障碍	45%

当上肢末梢动脉发生栓塞并影响了手掌成对的动脉，或者桡动脉及尺动脉同时发生栓塞时，才会出现手部的坏疽及静息痛。当只有 1~2 个手指出现缺血症状及体征时，提示末梢的小血管发生了微栓塞事件。区别微栓塞事件与主干动脉栓塞事件是十分重要的，随后需要进一步明确栓塞原因。

诊　断

通常情况下，通过详细的病史询问及查体即可明确动脉栓塞的诊断。只有少部分诊断不明确、既往发生过栓塞及查体结果考虑原发性血栓形成的患者，需要进一步检查。例如，有慢性上肢缺血（上肢疲乏、肌肉萎缩）的患者，或者末梢发生微栓塞、近心端血管损伤的患者，可以通过血管造影检查明确病变位置。目前，超声检查仍然是最有效的初步诊查手段，它可以明确动脉栓塞的部位，发现潜在的动脉病变情况，以及观察在栓塞位置以外的血流动力学情况。如果超声检查仍然无法明确近端血管的情况，可以进一步行计算机体层血管成像（CTA）检查明确。

CTA 检查相对于 MR 血管成像而言，具有速度快、耐受性好的优势，但是对于一些老年人，由于其血管病变情况，CTA 的对比度有时候会比较差。除非需要明确前臂和末梢动脉的具体情况，或者拟行血管介入治疗，否则很少需要动脉造影作为诊断依据。

管理和治疗

术前管理

尽管有时候患者的症状及查体结果提示上肢缺血症状并非很重，可以先行药物保守治疗，但是外科手术去除栓塞往往是更好的选择。有学者认为，如果患肢手臂的血压 > 60 mmHg，则无须行栓塞清除术。大多数患者经过单纯的抗凝治疗症状会有所好转，但是仍然有大约 50% 的患者会出现远期症状。一项关于轻度急性上肢动脉缺血患者的研究发现，单纯使用抗凝治疗，约 45% 的患者会出现远期的，甚至更加严重的缺血症状。上肢动脉切开取栓的手术相对比较简单，其可以在局部麻醉下进行，而且很少会出现局部的严重并发症。

上肢动脉栓塞的栓子大多是心源性的（如心律失常、心肌梗死等），因此对于此类患者，应当尽快评估及治疗患者的心肺系统，其中房颤是最常见的心律失常。术前应完善心电图（ECG）及相关实验室检查，明确患者是否存在心肌损伤，并指导进一步的抗凝治疗（见第 10 章）。对于大多数患者，术中及术后应该持续予以肝素抗凝治疗。

▶ **注意**：不论上肢缺血严重程度如何，取栓术都是适用于几乎所有急性上肢缺血患者的首选治疗方式。

手术治疗

切开取栓术

如前文所述，上肢栓塞最常见的栓塞部位是肱动脉。如第 3 章所提到的，该部位的血栓可以通过暴露肘部的肱动脉来实现清除。手术体位应选择仰卧位及上肢外展位，患肢固定于托板上。在条件允许的情况下，建议在肘窝折痕处做一横切口，或者沿着肱动脉的走行方向做一纵向切口。如果需要向近端延长切口，可以沿着肱二头肌内侧缘进行。大约 10%~20% 的患者的肱动脉存在解剖变异，其中最常见的解剖变异是尺、桡动脉分叉位置较高，其次是双支肱动脉。具体操作见"技术要点"。

另外，在肘关节上方沿着肱二头肌内侧缘向上做一纵向切口，也可快速暴露肱动脉，并行取栓术。

如果血管的流入情况较差，则提示近端血管病变可能是栓塞或者血栓形成的主要来源。此时，需要进一步手术治疗，解除近端血管病变，恢复血流。术中可以予以动脉造影检查以明确病变部位及堵塞情况。动脉造影检查是利用导丝导管配合下送至病变血管近端，予以造影剂推注后显示病变情况。造影检查可以显示局部或者更加近心端的血管病变，并指导进一步的介入治疗。如果术前已经进行了动脉 CTA 或者血管造影检查，应该明确原发病灶的部位，并予以对症治疗。有时候，术中需要进行颈锁转流、腋锁转流、腋肱转流来改善上肢的血运。

技术要点

经肱动脉取栓术

肱动脉的暴露方式详见第 3 章。肱动脉入路的横向切口应尽可能靠近尺、桡动脉分叉处。通常情况下，可以选择 2 号和 3 号取栓导管分别送至近末梢行取栓术。在操作方便的情况下，取栓导管应当分别送至尺动脉及桡动脉末梢行取栓术。通常情况下，向末梢送导管时，其往往会直接进入相对平直的尺动脉内。给球囊充气后，可以在手腕处检查导管进入了尺动脉还是桡动脉。不论是尺动脉还是桡动脉的血流恢复后，都可以满足手部的血流灌注需要。取栓完成后，使用 6-0 缝线予以间断缝合，并及时观察动脉搏动及手部血流灌注情况。如果发现效果不理想（静脉回流速度慢、脉搏消失、超声血流信号弱、手部血流灌注差），应及时重新切开血管。先行取出取栓导管，再行血管造影检查观察血管病变位置。

血管腔内治疗

相对于切开取栓，血管腔内治疗对肱动脉栓塞并没有多少优势。腔内治疗的手术时间更长，而且没有数据表明其优于切开取栓术。对于血栓栓塞事件而言，可以通过溶栓导管来明确导致血栓的动脉病变位置。如果患者上肢缺血症状并不是很严重，那么通常有足够的时间来进行血管造影检查。一般，需要经由一侧股动脉置入一个 7F 血管鞘，导丝导管配合下到达栓塞部位。动脉造影检查可以明确动脉近心端是否存在病变。有时候，还需要在肱动脉行顺向穿刺，经由肱动脉鞘推注溶栓药物，从而清除取栓导管无法清除的小动脉内的血栓。

大多数血管外科医生认为置管溶栓效果尚可，但是很少会选择这种方式来治疗上肢动脉栓塞。其相对于切开取栓术并没有多少优势，切开取栓术在局部麻醉下就可以进行，其效果立竿见影，而且很少出现手术并发症。目前，腔内血管治疗的优势并不突出。那些强烈怀疑血栓形成或者近端血管存在病变的患者，可以选择置管溶栓术。有研究表明，置管溶栓治疗对前臂血栓的效果并不理想。总而言之，溶栓是另一种替代疗法，与切开取栓术相比，在降低手术风险及改善预后方面并无优势。

术后管理

大部分患者在术后即可恢复手部的正常功能，术后的治疗主要包括正规的抗凝治疗及积极寻找栓子来源。如果栓子来源于房颤，则术后应使用肝素或低分子量肝素（见第 10 章），并在随后的几周内，甚至终身服用抗凝药。如果怀疑是心源性的，则术后需要进行反复的心电图、心动超声、近端动脉的超声检查。

结果和预后

急性上肢缺血予以外科治疗后很少会出现截肢的情况，但是少部分患者入院时已存在局部指尖的坏疽，此类患者术后可能需要截指。术后手部的功能恢复率高达 90%~95%，而手臂功能通常能够完全恢复，剩余 5%~10% 的患者是由于血栓部位太广，累及长段血管及大部分的分支血管。由于上肢动脉栓塞大多来源于心脏，所以急性上肢动脉缺血的患者常常合并严重的心脏病，其术后死亡率约为 10%~40%。溶栓治疗急性上肢缺血时，其死亡率与切开取栓类似，早期的血管再通率与其类似或略低。末梢血管发生栓塞时，溶栓效果也不是很理想。

拓展阅读

Baguneid M, Dodd D, Fulford P, et al. Management of acute nontraumatic upper limb ischemia. Angiology, 1999, 50(9):715–720.

Duwayri YM, Emery VB, Driskill MR, et al. Positional compression of the axillary artery causing upper extremity and thrombosis in elite overhead throwing athlete. J Vasc Surg, 2011, 53:1329–1340.

Eyers P, Earnshaw JJ. Acute non-traumatic arm ischaemia. Br J Surg, 1998, 85(10):1340–1346.

Kim HK, Jung H, Cho J, et al. Therapeutic outcomes and thromboembolic events after treatment of the upper extremity. Ann Vasc Surg, 2015, 29:303–310.

Licht PB, Balezantis T, Wolff B, et al. Long-term outcome following thrombembolectomy in the upper extremity. Eur J Vas Endovasc Surg, 2004, 28:508–512.

Magishi K, Izumi Y, Smimizu N. Short and long-term outcomes of acute upper extremity arterial thromboembolism. Ann Thorac Cardiovasc Surg, 2010, 16:31–34.

Pentti J, Salenius JP, Kuukasjarvi P, et al. Outcome of surgical treatment in acute upper limb ischaemia. Ann Chir Gynaecol, 1995, 84(1):25–28.

Ricotta JJ, Scudder PA, McAndrew JA, et al. Management of acute ischemia of the upper extremity. Am J Surg, 1983, 145(5):661–666.

Skeik N, Soo-Hoo SS, Porten BR, et al. Arterial embolisms and Thrombosis in upper extremity ischemia. Vasc Endovasc Surg, 2015, 49:100–109.

Whelan TJ Jr. Management of vascular disease of the upper extremity. Surg Clin North Am, 1982, 62(3):373–389.

（韩阳，刘建林　译）

第 5 章　腹部血管损伤

要点提示

- 休克程度与外伤的严重程度不符时，提示腹部血管损伤。
- 开腹之后，应立即控制腹主动脉的近心端，然后再考虑下一步的手术。
- 对于腹膜后血肿，不应立即行手术探查，除非存在活动性出血。
- 初步探查控制损伤后可暂停手术，并在重症监护病房（ICU）给予患者复苏治疗，这往往是一种更合理的选择。
- 球囊阻断主动脉、放置支架、栓塞小动脉通常是控制出血的有效措施。

背　景

简　介

　　腹部血管损伤在现代生活中十分常见，其死亡率可高达 40% 左右。高死亡率的原因是患者发病后无法快速将患者转运到医院控制大出血。此外，腹部血管损伤很少独立发病，发病时往往伴随其他器官的严重受损，因此能否迅速判断存在血管损伤并进行及时救治是挽救此类患者的关键。

　　治疗严重腹部损伤的外科医生必须具备娴熟的血管外科手术技能，并能够充分暴露主动脉及其主要分支以及腔静脉。但由于这些器官位于腹膜后，且累及范围较大，其解剖及控制相对困难，因此，有必要制订一套能同时运用开放及腔内技术的治疗路径，以便能顺利进行探查和控制出血。

© Springer-Verlag GmbH Germany 2017

E. Wahlberg, J. Goldstone, *Emergency Vascular Surgery*, DOI 10.1007/978-3-662-54019-0_5

严重程度

因血管损伤入院治疗的患者中，25% 为腹部血管损伤。在大多数欧洲国家，钝性损伤比穿透性损伤更为常见。而在枪击事件频发的地区，情况则相反。腹部损伤在所有交通事故相关性损伤中占 10%~20%。据估计，钝性损伤病例合并严重血管损伤的比例小于 5%，而刺伤造成血管损伤的比例约为 10%，枪伤为 25%。

▶ **注意**：严重血管损伤在腹部外伤中比较常见，特别是贯穿伤。

流行病学及病理生理学

贯穿伤

贯穿伤会导致多种类型的动脉损伤——横断、撕裂、内膜剥离、血栓，以及假性动脉瘤和瘘形成。前两类多见于刺伤，而枪伤对血管壁造成的损害可能更为广泛，这取决于子弹的速度。例如，速度超过 700 m/s 的高速子弹造成的伤害是低速子弹的 20 倍，且在其损伤部位 10~15 cm 范围内的血管常常会形成血栓。

钝性损伤

通常情况下，腹部血管钝性损伤多见于交通事故或高处坠落事件。最常见的损伤是上腹部动脉和静脉，如肾下腹主动脉。其机制是方向盘撞击腹部使主动脉和腰椎发生挤压，特别是在没有使用安全带时，这会导致主动脉内膜撕裂和血栓形成，甚至腹主动脉完全破裂。此外，小肠损伤、动脉分支撕脱也很常见。但当正确使用安全带时，血管损伤的发生率则显著降低。按发生率降序排列，易发生撕脱伤的血管依次为左肾静脉、肾动脉、肠系膜上动脉、肾下腹主动脉。除左肾静脉外，其他静脉通常不受钝性损伤的影响。

病理生理

当动脉发生贯穿伤时，血液外溢到周围组织中导致血肿形成，从而抵消血管腔内的压力，阻止进一步出血并促进穿孔的闭合。同样地，静脉受损时，血肿填塞止血更易出现，尤其是腹膜后出血，除非腹膜在剖腹手术中被撕裂或破入。但当骨盆骨折引起静脉损伤时，骨碎片会在血管周围形成一个疏松腔隙，不易形成有效的血肿填塞，从而导致持续出血。同样对于肠系膜动、静脉损伤破裂，因其周围无致密组织包裹，往往也会形成持续性出血。此外，腹部大动脉内的高血流量似乎更不可能使出血自发停止。但也有文献报道，贯穿伤导致主动脉完全离断后也会自发闭合。如果动脉部分撕裂，断端无法收缩，破口持续开放，血液很轻易就进入腹腔。在这种情况下，患者很少能存活。

腹部钝性伤介导的血管损伤主要有两种机制：压缩力和减速力。前者可引起冲击伤、壁内血肿或血管撕裂伤；后者会导致严重拉伸，使固定器官和可移动器官之间产生张力，从而导致撕脱、内膜破裂和血栓形成。

合并伤

腹腔内所有器官都可能因大血管损伤而受损。一般，每一个大的血管损伤，往往同时伴有 3~4 个其他器官损伤。这个比例取决于造成损伤的原因、冲击力的大小或伤口所在的腹部位置，以及冲击力的方向。表 5.1 列出了与大血管损伤相关的器官损伤可能性的评估。一般来说，钝性损伤通常与多个其他器官的损伤有关，而穿透性损伤导致脏器损伤的可能性则较小。小肠常因钝性损伤而受损，肾脏和脾脏损伤均可伴发于两种损伤。

临床表现

病　史

对于有穿透性或钝性腹部损伤于急诊就诊的患者，尽管有关损伤机制的

表 5.1　器官损伤与腹部主要动脉损伤概率（来自 7 个案例分析）

	刺伤	枪击伤	钝性伤
肝脏	+	++	+++
胰腺	++	+	++
胃	+	++	++
肾	+++	++	++
脾	++	+	+++
十二指肠	+	+	−
小肠	+	++	++
结肠	++	++	+

信息在评估发生合并伤风险时很有用（表 5.1），但病史对于进一步的治疗似乎并没有太大的帮助，而明确损伤发生的时间和患者何时失去意识更有助于判断预后。

病情稳定的患者允许医生有更多的时间来直接询问并收集损伤相关病史及信息，这能为判断是否发生大血管损伤提供重要线索。例如，局限性血肿的患者病情比较稳定，或只有短暂的低血压史。当患者因穿透性或钝性损伤出现持续加重的腹痛伴烦躁不安，尤其伴有血压进行性下降时，应充分怀疑有腹腔内出血。伴有肩痛和呼吸疼痛时则提示血液刺激膈肌。同时，应询问患者有无腿痛的症状，这可能提示存在下肢动脉阻塞或栓塞，尤其是发生钝性损伤后。此外，如果有血尿病史，则提示肾或膀胱损伤。

临床症状和体征

腹部损伤后短时间内出现休克的患者，应怀疑为大血管损伤导致血液进入腹腔。经积极复苏后，仍有进行性加重的腹胀或持续低血压，则提示损伤血管、肝脏或脾脏的持续性出血。休克与损伤程度不相符时，也提示腹部血管损伤的可能。触诊时肿块出现明显的扩大和搏动，强烈提示血管损伤。

> ▶**注意**：当腹胀和休克与外伤程度不成比例时，提示有大血管损伤。

不同的受累部位对应特定的血管损伤。因此，对稳定的患者，应评估伤口的位置。一般来说，乳头连线和腹股沟之间的所有腹部穿透性伤口都应假定为完全穿透腹壁。靠近中线的贯穿伤会导致主动脉和腔静脉受损，此外，腹外侧的损伤也可能累及这些血管。脐周围的伤口主要损伤主动脉和腔静脉的分叉处。而脐下的伤口可导致髂血管损伤。如果枪伤轨迹穿过腹中线，也可能导致严重的血管损伤。然而，必须记住的是，子弹进入身体后常常受到骨骼甚至肌肉筋膜的影响而发生偏转，因此有时往往很难评估弹道方向。此外，患者受伤时的体位也会对器官损伤有很大影响。有时背部和臀部的伤口也可能导致腹腔内损伤。

对于意识清醒的患者，大血肿容易引起腹胀和压痛。压痛也可能由肠穿孔或肠缺血引起的腹膜炎所致。膀胱、直肠、阴道或鼻胃管中的血液也提示腹腔被贯穿。当出现骨盆骨折时应充分考虑合并有髂血管损伤。

外伤患者的临床诊治中，应注意排查远端肢体缺血。遭受任何严重创伤后，都必须触诊腹股沟和远端动脉，尤其是钝挫伤后，远端缺血可能是血管损伤的唯一征象。不幸的是，有 25% 的钝性损伤患者血管受到一定损伤，但因可触及动脉搏动而被忽视。因此，体格检查中应仔细评估患者有无"5P"征（见第 10 章）。对血流动力学稳定但脉搏检查异常的患者，应测量其踝肱指数（ABI）以评估肢体缺血情况。ABI<0.9 时，提示有一定程度的血管阻塞。一般来说，创伤患者比较年轻，因此没有明显的动脉粥样硬化，所以不对称的 ABI 可能是支持存在血管损伤的唯一线索。当发生贯穿伤伴随无脉时，强烈提示有大动脉损伤。

诊　断

在某些情况下，患者生命体征十分不稳定，来不及进行更多的诊断就被送至手术室进行剖腹探查。对于生命体征稳定不需要紧急剖腹探查的多发伤患者，充分的诊断措施可明确是否存在大血管及其他器官的损伤及程度，为制订进一步的治疗计划提供依据。

对于大多数腹部伤患者，无论他们的情况如何，都可以且应该进行 X 线检查和 FAST 评估（以超声为重点的创伤快速评估）。这种方法可以允许急诊科在不移动患者的情况下，在 10 min 内完成腹部扫描，其主要目的是判断患者的低血压是否由腹腔出血引起。同时，这种检查方法还可以发现腹腔大血肿及假性动脉瘤，但常常会遗漏腹膜后出血。此外，超声检查对于检测和排除一些器官损伤的灵敏度较低，如肠道、肝脏、脾脏和肾脏损伤。

CT 被广泛用于评估稳定的腹部伤患者，并极具价值。CT 扫描能提供腹膜后间隙的详细影像信息，并能发现是否存在腹腔积血、活动性出血、假性动脉瘤和其他器官损伤的情况。而它的主要不足在于不能确诊肠穿孔、膈肌损伤和肠系膜撕裂。对于钝性伤，它能提供肝脏和脾脏损伤程度的信息，并由此确定哪些患者不需要行剖腹术，而应做动脉造影检查。由于 CT 影像并不是诊断肠穿孔的可靠依据，因此其对贯穿伤的诊断价值也不高。对于两种损伤类型，螺旋 CT 静脉成像能够检测活动性出血、子弹路径和内脏穿孔。对于大多数稳定的腹部血管损伤患者，它是一种很好的筛查工具，通过对比增强，也可以诊断是否有出血和血栓形成。使用 CT 检查肾及内脏动脉损伤的示例如图 5.1。一些学者建议，对不稳定患者也应该进行 CT 检查，以减少不必要的剖腹术。这种观念的应用部分取决于 CT 检查的可及性及其在医院的位置，以及严格的诊治、管理流程。

目前，血管造影很少作为诊断腹部伤后动脉损伤的首选方法。除非是一

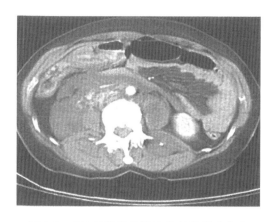

图 5.1　CT 示腹部钝性伤引起腹膜后出血

些没有腹膜炎迹象的稳定患者，而 CT 影像显示有动脉损伤的间接证据。动脉造影是诊断明确后血管腔内治疗的第一步。例如，动静脉瘘，假性动脉瘤，分支血管、肝、脾损伤，以及骨盆骨折后的活动性出血。血管造影的其他适应证是诊断钝挫伤后可疑的小动脉病变，并评估患者有无相应器官或远端肢体缺血的表现，如主动脉和肾动脉内膜撕裂及血栓形成。

对于枪伤患者，可以用 X 线片来确定子弹的位置，并通过子弹进出点来判断子弹的轨道。如果怀疑子弹穿过了主要血管所在的位置，就需要进行血管造影。X 线检查也可以发现腹腔内的游离气体，而 CT 可以更大程度地获得这些信息。

诊断性腹膜灌洗（DPL）是在 CT 出现前诊断腹腔内出血的标准方法，目前在一些创伤后高级生命支持（ATLS）培训中仍会被提及。它可以非常灵敏地发现腹腔微出血，但由于其是一种有创检查，且发现的微出血往往不需要手术修复，因此已基本被 CT 检查取代。DPL 可用于一些生命体征不稳定的患者，尤其是在需要快速确定出血来源而不能进行 FAST 评估和 CT 检查时。也可用于 CT 或超声检查不适用的病情稳定患者，或者是需要进行神经或骨科手术，而很长一段时间不能行检查评估的多发伤患者。关于 DPL 的技术细节超出了本文的范畴，我们推荐大家阅读腹部伤相关的书籍了解如何实施 DPL。

对于利用腹腔镜评估患者是否有腹部血管损伤，目前尚未明确其临床价值。腹腔镜检查需要特定的手术器具和全身麻醉，且不能很好地评估腹膜后间隙，同时，少量的腹腔内出血可能会干扰腔镜视野。其主要优势在于可判断病情相对稳定的患者是否存在膈肌损伤。

管理和治疗

治疗前管理

急诊科治疗和管理

早期处理应遵从创伤休克的"ABCDE"原则。休克患者应吸入纯氧，最好在上肢至少留置两根大直径静脉输液管。如果盆腔静脉或腔静脉受到损伤，通过下肢血管通路进行液体置换可能会渗出，不能到达心脏。第 14 章描述了在创伤中快速建立静脉通路的策略和技术。当静脉通路建立后，应立即抽血进行常规分析、血型鉴定和交叉配型。实验室检查除了遵循标准创伤处理原则外，还应包括酸碱平衡、血清淀粉酶和尿液分析。然后开始或继续进行加温等渗液体复苏。如患者严重失血，应尽快补充全血及血浆。所有腹部伤患者均应置入 Foley 管和鼻胃管，监测体温，并采取所有能防止患者体温过低的措施。

患者体格检查和生命体征的改变将指导创伤诊治管理。对于一些患者，进一步的诊断程序将决定他们是否需要手术治疗。例如，在急诊科进行的 FAST 评估可以排除或证实腹腔内出血。患者还应尽早进行胸部 X 线检查，以发现或排除血胸等引起的出血。

生命体征不稳定的患者

单纯腹部伤的患者发生休克，应立即行剖腹手术探查。伴随胸部、头部或四肢受伤的多发伤患者，应该进行 FAST 评估及肺部 X 线检查。对于 FAST 评估阴性，而生命体征不稳定的多发伤患者，对其进行进一步诊断非常困难。在这些患者中，必须排除腹腔出血引起的低血压。如果患者处于严重休克状态，可以用 DPL 判断是否存在腹腔内出血。对于相对"较轻"的不稳定患者，CT 检查也是一种选择，特别是对于一些经过复苏后症状改善，且能随时进行 CT 检查的一些患者。

▶ **注意**：对于生命体征不稳定的患者，阴性的超声检查结果会对排除腹部大血管损伤形成干扰。

如果 DPL 呈阴性，出血的原因可能在腹部以外，但也可能出现假阴性。最终的治疗策略将取决于临床判断患者是否能接受 CT 扫描，或者是否必须转移到手术室进行紧急剖腹手术。如果患者生命体征非常不稳定，无法接受 CT

检查，DPL 可用于诊断腹腔出血。DPL 呈阳性为手术指征，DPL 呈阴性表示需要进一步评估，如可以尝试更多的复苏治疗后在严密监控下进行 CT 扫描。

紧急开胸术

　　腹部穿透性损伤的患者，意识不清伴持续重度低血压（<70 mmHg），但没有发现明确引起休克的损伤，必要时可以在急诊或手术室通过控制主动脉近端来挽救生命。如果认为患者有生存的机会，可以尝试在第 4 肋或第 4 肋间隙水平开胸钳夹降胸主动脉（例如，一些在急诊科已濒临死亡的患者，或者在送往医院的最后一段时间里已测不到血压的患者），该技术已在第 2 章中做了简要总结。开腹前钳夹主动脉既能保证冠状动脉和颈动脉的灌注，还可以防止开腹后和填塞物取出后的继续出血。然而，令人失望的是，这种手术仍未能挽救更多患者的生命。如果医院有成熟的紧急血管内治疗管理流程，一个可行的替代方案是通过股动脉导入一个主动脉阻断球囊，可以在降主动脉充起球囊来实现近端控制。

病情稳定的患者

　　对穿通伤后伴有腹膜炎临床征象的稳定患者应立即进行剖腹探查术，而不能被过多的诊断流程耽搁。对于其他患者，无论是钝性损伤还是穿透性损伤，都应该进行 CT 检查评估，以明确损伤程度和范围。大多数钝性损伤后住院的稳定患者，不论 FAST 评估结果是否阳性，都需要 CT 扫描。对于存在持续出血、主动脉血栓形成或因器官损伤导致大血肿的患者，需要立即手术治疗，而对于其他损伤，如分支血管出血、肾或肠系膜上动脉（SMA）血栓形成、盆腔动脉损伤的患者，血管造影及血管腔内治疗通常是最好的选择。接受 CT 检查的稳定患者必须持续监测生命体征，因为在检查的过程中病情可能随时加重而危及生命，因此，对于医务人员来说，在整个 CT 检查过程中，必须有快速发现并评估新发腹部症状或病情恶化情况的能力。

是否行剖腹探查术？

　　多达 25% 的腹部伤者接受了不必要的剖腹手术，由此给患者带来了更多的并发症及经济负担。因此，对于此类患者，临床上越来越倾向于非手术治疗，但必须充分考虑如何平衡非手术治疗的获益与漏诊引起的不良后果。在这个过程中，需要更多额外的诊断程序辅助临床决策。非手术治疗更多用于稳定的多发伤患者中，如一些同时有肝、脾和肾损伤的患者。关于这个话题的详细内容，我们推荐阅读一些创伤相关的书籍。对于血管损伤，血管腔内治疗逐渐代替了开放手术治疗，例如，可以对盆腔骨折导致的盆腔血管出血或肾动脉损伤进行栓塞治疗。

肾动脉损伤

钝挫伤后最常见的肾血管损伤类型是血栓形成，通常 CT 就可以明确诊断。对于大多数肾钝挫伤，如果没有手术介入的指征，可以选择非手术治疗（如在创伤发生后超过 12 h 才确诊的患者）。当肾缺血时间超过 10~12 h，血运重建通常是没有意义的，因为超过此时限后，肾脏功能已无法恢复；然而，也有报道称在缺血 24 h 后成功实施了血管重建恢复肾功能，出现这种例外情况的原因是侧支循环的形成。当我们对双侧肾缺血患者行肾动脉造影时，如果发现有经侧支循环来源的逆行血流，那么可以尝试开通肾动脉挽救双肾功能。另外一种可能的原因就是只有单侧肾动脉栓塞。创伤后的肾动脉血栓形成通常可以通过血管成形术和支架植入术来治疗，前提是可以快速建立动脉血管通路并通过病变段。此外，像肾动脉内膜瓣形成、节段性肾实质缺血这样的病变，并不总是需要手术治疗，可以进行观察随访。当然，对于在剖腹探查中发现有活动性出血的患者，应该进行手术重建。

手　术

术前准备

接下来的内容将介绍诊治活动性腹腔内出血患者的推荐流程，它也适用于有更多准备时间的稳定患者。无论在哪种情况下，该类患者的术前备皮和消毒范围都应从下颌直至膝关节处，以备随时可以经胸或经腹股沟入路暴露或穿刺血管。此外，术前准备还应便于取大隐静脉。完成这些准备后，铺巾、穿手术衣，快速麻醉后开始手术。

探　查

一般最好选用从剑突到耻骨联合的正中切口。在打开腹膜前，应充分游离整个切口处的脂肪和筋膜，然后快速切开腹膜（特别是对开腹后血压突然下降的患者），打开小网膜，手指钝性分离，充分暴露。食指触诊主动脉，必要时可以人工或用主动脉阻断装置将主动脉压在脊柱上进行止血，为达到这个目的，有时需要将肝脏的左叶向右移动（见第 7 章）。如果探查中发现血肿位于横结肠系膜上方，且压迫主动脉时血压没有变化，则应怀疑有腹腔上或腹腔旁出血，建议经膈肌脚进入胸腔压迫降主动脉，这样可避免经胸骨正中开胸。当压迫主动脉后，患者血压稳定，可经腹股沟处股动脉导入球囊阻断主动脉，控制出血。

> ▶ **注意**：对于休克患者，在充分游离切口筋膜前应保持腹膜完整，以尽可能长时间保持腹腔内填塞的压力。

在清除血液和血块时，可由助手压迫或阻断主动脉，注意血凝块一般集中在靠近出血的部位。接下来，在所有发现或怀疑有活动性出血的部位放置剖腹探查垫，这些填充物可以阻止肝脏和脾脏的出血及静脉出血，包括腔静脉出血。而对于主动脉、髂动脉、腹腔干、肠系膜上动脉和肾动脉的出血，如果没有压迫或阻断主动脉且患者没有低血压，即使用棉垫或纱布压迫，仍会持续出血。条件允许的话，明显的大动脉出血可以通过缝合或结扎来处理，无须进一步解剖。非必要不应该结扎近端肠系膜上动脉、主动脉和肾动脉，如果不能直接缝合这些大动脉，可以选择进行临时转流。到目前为止，上述整个过程不应超过 20 min。

此时，评估出血源及其严重程度。如果患者体温过低或有凝血障碍，最好的办法是停止手术，暂时关闭腹腔，由 ICU 继续进行救治。在这种情况下，即使仍存在一些持续出血，也应进行这种中断"损伤控制"的救治策略。在缝合皮肤前，结扎受损的肠管，外置损伤的输尿管。这期间，可利用 CT 或动脉造影进一步明确诊断，也可进行血管腔内治疗。另一种治疗策略是继续手术，重点控制最严重的出血部位。

> ▶ **注意**：在评估损伤时，腹部以上水平的动脉压迫通常是实现暂时近端控制的好方法。

暴露与控制

在确切控制出血之前，如果有必要，可通过增加更多的棉垫来填塞止血，同时松散缝合组织断面，小的出血部位可以延后处理，除非它们干扰到手术操作视野。如果疑似主要出血来自肾上或肾旁主动脉，则钳夹阻断肾上腹主动脉闭塞。积极有效的复苏通常能改善患者的状况，使其能耐受暂时释放阻断的主动脉。另一种更稳妥的出血控制方法是通过经股动脉或上肢动脉预置动脉阻断球囊。手指钝性分离主动脉，偶尔也可用长刃剪刀打开膈脚的肌肉纤维，充分暴露主动脉以便于钳夹，具体操作方法见第7章，这为修复肾下腹主动脉损伤提供了可靠的近端控制。但如果出血部位明显为肾下腹主动脉，应尽快将阻断平面移到肾动脉下。"技术要点"中描述了血管暴露和出血部位控制相关技术。

技术要点

暴露不同节段的腹腔血管

肾上腹主动脉及其分支

暴露肾上腹主动脉、肠系膜上动脉（SMA）根部、腹腔干和左肾动脉的最好方法是进行"翻转左侧腹腔脏器"。分离降结肠区反折的腹膜，游离结肠脾曲，切开脾脏与横膈膜之间的粘连。手术台稍右倾，将结肠、小肠、脾脏和胃底等所有内脏移至腹部右侧，并用大的湿纱布包裹。该操作可以从左肾的背侧进行，将左肾向右侧翻转，也可以在肾脏的腹侧进行。对于后一种方法来说，寻找合适的解剖层次稍微困难一些，但从修复大多数损伤的角度来说，更实用，而将左肾向右翻转可以更好地暴露腹主动脉后壁。在该手术过程中，不需要过多的解剖就可以使用Satinsky夹在近端控制动脉，应注意将血管夹尽可能向上钳夹腹主动脉，以便有足够的空间来修复下位损伤血管。对于动脉远端控制，我们可以使用血管夹、球囊或Foley管。门静脉损伤时，血管夹或缝合器控制肠系膜上静脉和脾静脉，并游离胰头，暴露和控制门静脉，必要时游离并牵开胃十二指肠动脉（图5.2）。

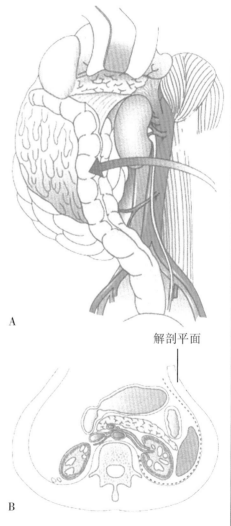

A

解剖平面

B

图5.2　左侧内脏向右内侧翻转，暴露膈肌以下至髂动脉的全段腹主动脉（"左内脏旋转"）。A. 操作示意图。B. 解剖平面的横断面

腔静脉和右肾动、静脉

打开升结肠周围组织，包括结肠肝曲，可以暴露肝下腔静脉、主动脉右侧、门静脉及肠系膜上动脉远端部分。完整的"Kocher 技术"游离十二指肠外侧、上部及下端的组织，将结肠、十二指肠和胰头移向内侧，纱布棉垫保护，置于腹腔牵开器下（图 5.3）。继续解剖穿过血肿，首先会看到肾静脉，分离其周围组织，使其可以上下活动。肾动脉通常位于静脉的下方或头部，因此肾动脉的近端控制可以在腔静脉左侧，也可以在肾静脉下方。动脉控制可以使用 DeBakey 血管夹，除非损伤位于动脉起始部；随后可以使用更大的血管夹部分阻断腹主动脉。如图 5.4 所示，手指

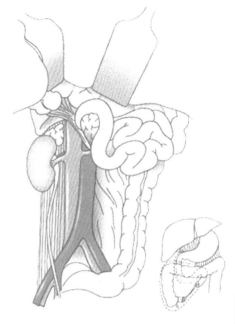

图 5.3 采用"Kocher 技术"的腹膜切口，可以翻转十二指肠、小肠和右结肠，以达到"右内脏翻转"，暴露整个下腔静脉、右肾和髂血管

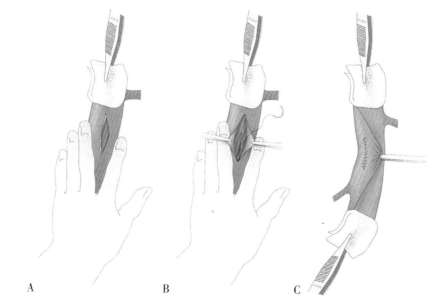

A B C

图 5.4 A. 腹侧腔静脉损伤出血的人工控制。B. 经前壁破口修复腔静脉背侧损伤，注意没有用血管夹控制出血。C. 游离、旋转腔静脉修复背侧损伤

或海绵棒压迫受伤区域远、近端的腔静脉可以控制静脉出血，或者将Foley管插入损伤血管，球囊充气控制出血后修复腔静脉。当肾静脉水平的腔静脉背侧损伤时，有时需要将右肾游离并翻向对侧，以便更好地暴露受伤区域，该操作也是暴露胰头部门静脉的最佳方法，原因是其毗邻肝门部最背部。

肝后腔静脉

首先，用小角度血管夹控制入肝的肝动脉、门静脉及胆管。然后按上述方法暴露肝下腔静脉，并于靠近肾静脉处横跨钳闭。随后，如果患者因下腔静脉阻断而出现低血压时，近端主动脉已充分暴露，随时可以横跨阻断，该探查方法一般可通过正文所述的小网膜入路完成建议在血压降至 60 mmHg 或更低时阻断腹主动脉，如有可能，尽量于肾下阻断腹主动脉，特别是需要长时间动脉阻断修复血管时。最后，将所有肝韧带（镰状韧带、圆韧带、左右三角韧带）分开，游离肝脏，钳夹肾上下腔静脉。仔细操作，避免增加出血。经镰状韧带逐渐进行钝性和尖锐分离，可以在膈肌下控制近端下腔静脉，在这个水平，可以完全游离暴露下腔静脉，使其在肝静脉以上能更好地钳夹控制。有时需要进行膈上暴露，可于右前外侧切开横膈膜，打开背侧心包皱褶直至肝上下腔静脉。最后，将肝脏从右向左上移动，尽可能暴露肝后下腔静脉。

肾下主动脉

暴露腹主动脉才能进行选择性主动脉手术。湿纱布棉垫包裹小肠，将其移至腹部右侧；在十二指肠远端切开腹膜反折，并向右和头侧移动；将肾下腹主动脉上方的腹膜打开，并将腹主动脉从周围组织中游离出来，以便可以在损伤的近端钳夹腹主动脉；另一血管钳或 Foley 管经该腔隙控制主动脉远端。如果损伤位于髂总动脉或靠近分叉处，必须在远端控制髂动脉。对于右侧髂总动脉的解剖和阻断必须格外小心，避免损伤下方的髂静脉。如果髂静脉受伤，有时需要暂时切断髂动脉才能充分暴露受伤的静脉。血管控制也可通过人工压迫完成。

髂动脉和髂静脉

将小肠向左侧及盲肠近端移动后可暴露右髂动脉，将乙状结肠移到右侧并切开腹膜后可以暴露左髂动脉。在这个位置上，动脉和静脉的分离和控制通常比较容易。

▶ **注意**：*在初步探查控制损伤后，可暂停手术，以便 ICU 医务人员有充足的时间进行抢救复苏。*

肝门部动、静脉的活动性出血可以通过"Pringle 法"控制，即手指压迫肝十二指肠韧带，然后再仔细解剖分离的血管。要想成功地完成对肝损伤的"全面"控制，术者必须要有肝脏相关手术的经验，如果缺少相关经验，很难完成内脏翻转暴露肾上腹主动脉和腔静脉的操作。

肝后损伤

肝后腔静脉损伤的控制非常麻烦，因为肝脏覆盖了腔静脉的整个前表面，导致暴露困难。所面临的特殊问题包括手术入路狭窄（肝脏覆盖了腔静脉）和阻断腔静脉后回心血量减少。已有学者提出了一些控制方法，如通过右心耳的空洞将一根大导管插入腔静脉进行心房—腔静脉分流。通常，最好的选择是不要试图修复肝后腔静脉的损伤，相反，有时唯一可采取的措施是让血肿包裹肝脏以减少出血。在"技术要点"中介绍了一种无须附加措施直接进行全夹闭和控制的技术，这可能是控制该区域出血最实用的方法。尽管如此，这仍然需要用到 Pringle 法及钳夹主动脉、肾下腔静脉、肝上腔静脉。对于大多数没有这方面手术经验的外科医生来说，该操作包括手动将肝脏背侧压在脊柱上并使用棉垫压迫，分离镰状韧带并将肝脏向下倾斜有利于增加这种直接压迫的效果。若该方法有效，则在此时不尝试修复可疑的肝后腔静脉损伤。

▶ **注意**：*在不稳定的患者中，试图修复肝后腔静脉损伤是不合理的。*

肠系膜上动脉损伤

肠系膜上动脉（SMA）损伤也很难暴露和控制。SMA 对小肠灌注的重要性使 SMA 损伤处理起来异常麻烦。延迟血流恢复超过 6 h 可能会导致肠坏死，甚至死亡。一方面，应仔细探查穿透性或钝性损伤引起的 SMA 起始部周围血肿；另一方面，一些外科医生也建议在钝挫伤后保留稳定的血肿，如果没有肠缺血的临床征象，可予以观察监测。

"内脏旋转"（图 5.2）或"高"肾下腹主动脉暴露可到达 SMA 起始部的 3~4 cm 处，但该段以远的血管被胰腺包裹。这个区域的手术血肿使解剖非常困难，因此建议用吻合器将胰头分开，以控制 SMA 损伤引起的出血。另一种选择是避开受伤的区域，从腹主动脉到 SMA 的远端进行旁路手术并结扎 SMA 起始段。当胰头周围出现大血肿合并肠管缺血表现时，提示 SMA 中段可能损伤，可以尝试这样的旁路来维持肠灌注。

▶ **注意**：在损伤控制手术中，腹主动脉、肾动脉和肠系膜上动脉近端部分不应通过结扎进行控制，应首先考虑进行动脉转流和血管重建。

腹膜后血肿

腹膜后血肿的治疗方案取决于不同的损伤机制。穿透性损伤引起的血肿一般都应行手术探查，因为即使是很小的血肿也可能意味着有血管损伤。只有血肿稳定未继续增大且伤口没有明显活动性出血的患者，才可予以保守治疗，严密监测。对于钝性损伤的患者，通过剖腹探查术可以发现完整腹膜后的血肿，但其主动脉损伤的风险较低。如果这样的血肿没有扩张也没有活动性出血的征象，应该继续保持腹膜完整。此时，可以先治疗其他损伤，同时进一步检查以明确诊断，如术中血管造影。如果血肿出现活动性出血迹象并迅速增大，在完成动脉近端和远端控制前，也应保持腹膜完整。外科医生选择血管暴露和控制的方法时，应该考虑血肿的位置，因为它与特定的受损血管有关（表 5.2）。相应地，腹膜后空间被分为 4 个区域以进行分类：

- 1 区：腹主动脉、下腔静脉及其分支的起始部。
- 2 区：肾和肾血管。
- 3 区：髂动脉和髂静脉。
- 肝周区域：肝动脉、门静脉、肝后腔静脉及肝静脉。

位于横结肠系膜上方腹中线区域的血肿，提示肾上腹主动脉或其分支的损伤，如果合并肠缺血的症状，应该怀疑累及了 SMA。门静脉三联区积血提示肝动脉或门静脉损伤。当血肿位于结肠系膜下时，应考虑有肾下腹主动脉或腔静脉损伤。当肾血管及其实质损伤后，常伴有腹膜外侧血肿，而盆腔血肿则提示髂血管损伤。

由于腹中线区域的血肿常伴有大血管损伤，因此建议进行充分探查。如损伤管理部分（第 68~70 页）所述，钝性损伤后的肾脏和肾血管损伤通常可以采取非手术治疗，因此，钝性损伤后发现的腹外侧血肿可暂不予以处理。但对于穿透性损伤引起的腹外侧血肿，普遍的观点是应进行探查，因其通常伴有大血管损伤。然而，我们的建议是不管是什么原因导致的损伤，保留所有未进一步增大的腹外侧血肿，同时行 CT 血管造影，以排除大血管损伤及漏尿。钝挫伤后盆腔血肿最常见的原因是盆腔骨折，这一区域的血肿不应常规探查，即使盆腔血肿进行性扩大。最好的方法是进行盆腔填塞，并行动脉造影检查。此外，对于穿透性损伤引起的盆腔血肿，明智的做法是在充分控制动脉近端后再进行探查。

表 5.2　腹膜后血肿的处理

血肿位置	有无探查		近端控制	暴露
	穿透性	钝性		
结肠系膜上区（1 区）	是	是	膈下主动脉	左内侧内脏旋转
结肠系膜下区（1 区）	是	是	肾下主动脉和下腔静脉	肾下主动脉或右内侧内脏旋转
侧面（2 区）	选择性	否	膈下大动脉和肾动脉	肾脏暴露
盆腔区（3 区）	是	否	远端主动脉和下腔静脉	肾下主动脉和髂动脉
门脉区	是	是	Pringle 法	肝动脉和门静脉
肝后区	否	否	肝上、下腔静脉和Pringle 法	见正文

肾脏损伤的处理

钝性损伤后最常见的肾动脉病变类型是血栓形成，通常可由 CT 确诊。一般建议非手术治疗，尤其是超过 12 h 的损伤。若肾脏持续缺血时间超过 12 h，即使重建血运，肾功能也很难恢复。然而，也有例外情况，例如，对于双侧肾缺血患者，若血管造影显示有肾脏逆向血流，表明存在一定的侧支血流，即使缺血时间较长，仍可尝试重建肾血流，抢救肾功能。有文献报道了肾缺血超过 24 h 后行血管重建成功恢复肾功能的案例。另一个例子是通过支架置入快速解决创伤后的单侧肾动脉血栓。对于轻微的动脉损伤，如内膜病变或节段性实质肾缺血，可予以留观监测。因此，手术重建主要用于剖腹手术中明确有活动性出血的患者。

血管修复

腹部血管修复与体内所有其他血管损伤修复的方法相似。破口可以直接使用适合血管大小的聚丙烯缝线（polypropylene）线缝合，对于较大的破口，可以使用补片以避免缝合后血管变窄，自体静脉是首选的补片材料。完全横断的动脉可以端端吻合，但为减小缝合张力，通常需要自体大隐静脉移植修复。肾动脉、SMA 和腹腔干的修复也可以使用隐静脉，但主动脉损伤则需要更大尺寸的补片，通过将几段静脉缝合在一起作为补片，如第 14 章所述。如果腹腔被肠穿孔所污染，自体静脉移植能更好地抵抗移植物感染。此外，也可以使用聚四氟乙烯（PTFE）或聚酯纤维补片。在缝合严重受损的血管前必须进行清理及修剪，以暴露相对完整、正常的血管壁。静脉撕裂和横断的修复方法与动脉完全相同。腹部的一些血管也可以直接结扎，而不会出现明显的并发症。下面将按照"探查和控制"的内容顺序具体讨论这个问题。

动脉损伤

在肾上主动脉区域，可以结扎腹腔干来控制出血，同时如果存在主动脉受损，也能更好地暴露主动脉。虽然对大多数创伤患者来说，肠道的侧支供血通常很好，但是存在较高的胆囊坏死风险。因此，只有对门静脉血流完整的高危多发伤患者才推荐结扎腹腔干。这一水平的主动脉损伤可以通过用 3-0 或 4-0 聚丙烯缝线缝合修复。经肾上入路暴露 SMA 起始段 3~4 cm，如有损伤，则必须修复。如果腹腔干和肠系膜下动脉的血流是完好的，可以结扎 SMA 的中段；而同时结扎腹腔干和 SMA 可导致广泛的肠坏死，应禁止此种做法。如果可行的话，可使用自体隐静脉做肾下腹主动脉到远侧 SMA 的旁路手术。如果存在左肾动脉，也应进行修复，可使用 5-0 聚丙烯缝线缝合，同时对于肾动脉和 SMA 修复都推荐使用补片。如果左肾动脉受损严重，在右肾功能正常时可以考虑肾切除术。在暴露右肾下腔静脉时可发现右肾动脉，与左肾动脉一致，若存在右肾动脉损伤，也建议修复。对于远端 SMA 损伤，如果修复困难，可以直接结扎。

肾下腹主动脉的修复是通过血管缝合或间置移植来完成。钝挫伤后血栓形成，在缝合吻合口前应确保血管壁的完整。当肠系膜下动脉损伤需要结扎时，其结扎点应尽可能靠近腹主动脉。髂总动脉的修复应采用 5-0 缝合线或采用间置移植进行修复，如果髂总动脉被结扎，其截肢率高达 50%。髂外动脉损伤需要修复，而髂内动脉可以直接结扎。结扎髂外动脉导致的截肢率几乎与结扎髂总动脉相同。近端结扎髂动脉后行股－股动脉转流可以替代修复单侧髂动脉损伤。

如果门静脉流量充足，肝脏无明显损伤，则门静脉三联管中肝总动脉的损伤不需要修复。如果结扎肝固有动脉，胆囊可能会出现坏死，应同期实施切除。尽可能缝合修复肝固有动脉的撕裂，但手术过程中必须将肝固有动脉与门静脉和胆总管分开，以避免损伤这些结构。对于脾动脉和胃动脉可以直接结扎，且无明显并发症。

静脉损伤

　　静脉损伤一般比动脉损伤更难处理，原因为：由于血管壁薄而脆弱，损伤血管的暴露和修复较为困难；远端静脉的控制较动脉更困难；当患者休克时，近端阻断血管后，动脉返流再出血通常较少，而受伤静脉的远端出血会增加。对于没有做过静脉手术的外科医生来说，很难修复损伤严重的静脉，幸运的是，在困难的情况下，许多静脉可以直接结扎。

　　暴露肾上腹主动脉时显现的左肾静脉可以结扎，结扎时尽可能靠近腔静脉，以便血液通过侧支回流。腹腔干周围的受伤静脉也可以结扎。如果可能，应尽可能修复肠系膜上静脉近端，这条静脉与 SMA 伴行，在缝合破口时，可以通过手压或用血管橡皮吊带来实现控制。当无法修复时，结扎肠系膜上静脉会导致肠道静脉性充血。一般来说，患者可以耐受并存活。但是，如果患者在术后出现低血压，则可能会致死。

　　条件允许时，应该修复损伤的肝下下腔静脉。4-0 聚丙烯缝线间断缝合适用于大多数撕裂伤。对于穿透腹侧和背侧静脉的刺伤，手术入路应延长腹侧开口，从血管壁内侧缝合腔静脉背侧的破口。另一种方法是完全游离腔静脉，保护腰部分支，翻转腔静脉以暴露伤口，进行缝合（图 5.4）。

　　下腔静脉背侧的小损伤，若无活动性出血，可以进一步观察。在情况较差的复合伤患者中，结扎出血静脉可能比修复更可取。腔静脉结扎往往导致患者在术后下肢肿胀，但通常都可以耐受。如果右肾静脉受伤，应尽可能地进行修复，因为与左侧不同，右侧肾静脉结扎后缺乏侧支静脉循环的形成；如果患者情况较差必须结扎右肾静脉，则需同时行右侧肾切除术。对于肠系膜上静脉，如果损伤简单，应进行修复。如果是比较简单的损伤，门静脉修复可以通过自体静脉或补片移植，缝合可使用 5-0 缝合线，此外，门 - 腔静脉分流术也可用于修复门静脉损伤。如果患者门静脉广泛损伤，并伴有低血压和低体温，最明智的选择是结扎门静脉。据报道，在大多数患者中，该方法可以提高生存率并降低门静脉高压的发生率。

▶ **注意**：右肾静脉的修复对保护右侧肾功能非常重要。

对肝后腔静脉可疑损伤可予以填塞处理，这足以控制持续性出血。修复肝后腔静脉或距肝静脉几厘米处腔静脉的损伤需要完全控制血管，如前文所述。为了便于操作，可以结扎肝静脉分支。如果整个肝静脉被阻断而影响了整个静脉流出，可能需要进行肝叶切除术。利用血管夹可以控制肝后的尾状静脉。有趣的是，通过肝损伤后分离的肝叶，可以修复肝后腔静脉损伤，其入路通过"手指分离"技术分离剩余肝组织的其余部分，最终进入腔静脉。

损伤的髂总静脉及下腔静脉起始段（分叉部位）的暴露比较困难，需要将腹主动脉分叉和髂总动脉完全游离，包括腰动脉和骶动脉，以便于分离及控制静脉，暴露左髂静脉通常需要首先游离出左髂动脉。对于该处的血管修复，可以使用 5-0 的聚丙烯缝线缝合。如果是多发伤伴休克患者，更好的选择是直接结扎远心端腔静脉或髂总静脉。

髂静脉远端损伤可以直接进行修复。为了更好、更快地暴露损伤髂外静脉，可以直接结扎髂内静脉。在高危患者中，如果血管修补无望，最好的选择是直接结扎。如果不幸遇到远端髂内静脉暴露困难，出血不易控制，最好的方法是利用海绵加压缝合损伤部位，尽管这样会导致静脉狭窄或阻塞，但我们的首要目的是减少或阻止创口的出血。

损伤控制后的血管修复

当患者在 ICU 治疗一段时间后，血流动力学有所改善，无体温过低、凝血功能障碍或酸中毒，且病情稳定，可以返回手术室进行二期血管和其他组织的损伤修复。如果怀疑是动脉损伤，但在初次手术中没有确诊，可以在再手术前先进行 CT 血管造影，以明确诊断并提供相关解剖或生理病理信息。

再手术主要是探查持续的出血点、血肿及穿孔部位。发现问题后，按上述方法止血或修复血管。此外，一些分支或属支血管也必须加以控制和修复。对于之前已结扎过的血管，一般很难再进行二次修复，对于像肝动脉或肠系膜上动脉损伤且出现靶器官缺血，建议尽量想办法修复。而对于结扎的静脉，一般不建议二次修复。

关腹完成手术

在血管修复后，其他的损伤处理及详细步骤可参考相应的创伤相关教科书。如果有条件的话，所有血管吻合后都应该用一些组织进行覆盖。对于肠系膜上动脉和主动脉近端损伤，在关腹前一定要评估肠管有无缺血坏死。如果腹腔被污染，立即用大量温盐水冲洗后才能关闭腹腔。如果存在腹腔间室综合征（ACS）的风险因素，包括大量输血、体温过低、长时间低血压、主动脉夹闭及使用了损伤控制措施，最好暂时关闭腹腔。需要再次检查血管损伤修复的部位，如果这些区域少量渗血甚至轻度的出血，可以通过止血辅助材料来控制，如局部应用纤维蛋白胶或凝胶。即使如此，再次出血需要重新处理的情况也并不少见。

血管内治疗

血管腔内介入止血方法在创伤中的应用越来越广泛。球囊闭塞可用于控制动脉和静脉损伤，主动脉支架修复已成为治疗主动脉和髂动脉损伤后出血和血栓形成的一种有价值的选择。栓塞可有效治疗轻度的分支活动性出血、假性动脉瘤和动静脉瘘，其中一个例子就是腹部钝挫伤引起的脾动脉损伤，可通过栓塞治疗止血。CT 血管造影可以筛查出能进行血管内治疗的患者。

钝性或穿透性损伤引起的肾动脉损伤也可以选择血管腔内治疗。例如，如果诊断较早，肾动脉夹层可以放置支架，对于出血的分支可以使用弹簧圈栓塞；钝挫伤后的肾动脉孤立性夹层和继发血栓在早期也推荐使用支架植入治疗。

此外，骨盆骨折引起的髂总动脉损伤也可通过支架植入治疗，导丝通过闭塞段髂动脉，然后植入腹膜支架。当常规开放修复由于盆腔血肿和相关损伤而无法进行时，这种方法可能格外具有吸引力。在许多情况下，由于骨盆骨折出血而进行血管造影和随后的髂内动脉分支栓塞止血往往是可行的。

腹部血管损伤的迟发并发症——假性动脉瘤和动静脉瘘，大多数也可以通过血管内介入方法治疗。

据我们所知，目前还没有关于血管内治疗腹部静脉损伤的报道。对于静脉损伤，通过腹股沟入路，使用球囊成功控制腔静脉近、远端的方法已有报道，但弹簧圈栓塞损伤出血静脉的技术还不成熟。

治疗后的患者管理

腹部血管损伤患者术后发生严重并发症的风险较高。持续失血引起的低血压很常见，再次手术时应充分考虑。结扎或栓塞需修复的血管节段时，可能会导致内脏和下肢缺血。

所有严重腹部伤的患者，尤其是发生血管损伤的患者，都有发生腹腔间室综合征（ACS）的风险。这些患者很容易出现肠道和组织水肿，进而发展成ACS。因此，术后必须仔细监测患者的腹部外观、腹内压和下肢灌注情况（见第11章）。检查除了腹部触诊外，还应包括直肠检查及观察鼻胃管有无血液引流出。

肾动脉血栓可能表现为侧腹疼痛和血清肌酐的暂时升高。偶尔，由于术后疼痛或血压过高，需要紧急行肾切除术。如前所述，如果在手术过程中结扎血管导致肠道血液供应不足时，维持血压在适当的水平是非常重要的。如果怀疑是肠缺血，则应再次剖腹探查。

大静脉结扎或栓塞后的下肢肿胀是另一个常见的问题。为减少这一问题的发生，建议患者穿戴压力袜，一旦患者血流动力学稳定，就应开始标准的肝素化治疗。门静脉和肠系膜上静脉损伤修复的患者也可能发生门静脉高压和肝衰竭。术后应继续使用抗生素。休克患者容易发生感染，特别是创伤性肠穿孔的患者。有必要对感染相关体征进行仔细监测，如果怀疑有腹腔内感染，则需进行CT检查。

结果和预后

腹部血管损伤后的预后与入院时是否休克密切相关。从受伤到患者到达医院的时间很重要。例如，在第二次世界大战中，很少有患者能从腹部血管穿透性损伤中存活。然而，在越南战争期间，有42%的人却幸存了下来。据报道，主动脉或腔静脉损伤患者如果到达医院时还有生命体征，那么大约有一半的患者能存活下来。除了休克，腹膜腔和肾上出血提示不良预后。在文献中，钝挫伤后的存活率约为75%。对200例及以上患者的系列分析，列出了与高死亡率相关的损伤，包括肾上或肾旁主动脉损伤、肝后和肝静脉损伤及门静脉损伤。

目前，关于特定血管或节段孤立性损伤的存活率的数据较少。一份关于孤立动脉损伤或仅合并腹部其他动脉损伤的报告发现，死亡率介于肝动脉损伤的30%与主动脉损伤的80%之间。在该研究中，肾动脉、髂动脉和肠系膜上动脉损伤的死亡率约为50%~60%。

腹腔静脉损伤出血也会造成高死亡率，总死亡率在30%~70%。最糟糕的结果来自一系列肝后腔静脉损伤研究，报告死亡率超过90%。此外，门静脉及肠系膜上静脉损伤也会导致大量的患者死亡。在一项研究中，门静脉外侧修复术后的死亡率为30%，而结扎门静脉的死亡率为78%。然而，门静脉结扎术多用于伴多发损伤的严重创伤患者。在另一项研究中，门静脉结扎后的死亡率仅为 20%。在只有静脉损伤或合并其他静脉损伤的患者中，死亡率分别为下腔静脉 75%、门静脉 72%、肾静脉 56%、髂静脉 44%。

腹部的医源性血管损伤

在腹部恶性肿瘤切除或其他手术中损伤血管并不罕见。如果外科医生在进行介入相关的治疗过程中发生难以控制的出血和修复的血管损伤，那么最明智的做法是向同事寻求帮助。在手术时间不长且术者不是很疲惫的情况下，他们通常会给予更客观的看法和建议，一起协作，解决问题。有些手术特别容易伤及腹部血管，下文将讨论其中一些问题，其修复原则基本上与上述事故或暴力造成的创伤相同。

腹腔镜医源性损伤

腹腔镜手术在插入戳卡的过程中，套管针经常会损伤腹部的大血管。当主动脉或腔静脉受损时，往往会导致致死性后果。气腹针也可能造成伤害。既往做过腹部手术、体型较瘦及盲法插入戳卡的患者尤其危险。当戳卡或气腹针有血液流出时，应该考虑出现了严重的血管损伤。其他提示血管损伤的情况是，患者出现低血压或还没有形成人工气腹前腹部迅速膨隆。如果主动脉或髂动脉受损，则需要立即中转沿腹中线切口开腹探查，并完成血管近端控制，挽救患者生命。外侧修复或偶尔使用移植物修补通常是最终的修复手段。血管损伤也可能发生在手术过程中，原因是在解剖游离组织时器械或拉钩操作不当。血管损伤出血往往会遮挡视野，因而建议开放修复。

骨盆内恶性肿瘤切除术的髂动、静脉

盆腔解剖结构紊乱是恶性疾病的常见表现，因此，肿瘤切除的外科手术过程通常比较艰难，有时在根治性切除时会不可避免地损伤静脉。很容易通过出血找到损伤部位，由于一般是静脉损伤，因此可以通过压迫止血。彻底修复通常比较困难，大静脉（如髂静脉）受损时，可用手指或海绵棒控制血管流入和流出道，从而缝合创口。充分减少出血，以便暴露缺损并进行修复。然而，更常见的是髂内静脉或其分支出血，想要对其进行充分的控制和修复几乎是不可能的，而盲目地去缝扎往往会加剧出血，建议应用局部止血材料

进行压迫止血。

如果在探查中动脉受损，可以联合血管腔内及开放手术技术来控制出血。例如，臀动脉的严重出血可通过栓塞髂内动脉来治疗。同样地，在肿瘤切除前可以提前栓塞供瘤血管，能显著减少术中出血。当出血程度较轻时，简单的压迫有时就能达到止血效果，如果单纯压迫止血效果不佳，可以联合使用纤维蛋白胶再次进行压迫止血。

如果无法直接手术修复，而且压迫和局部治疗尝试已经失败，减少出血的唯一方法可能是结扎髂内动脉，其风险是偶尔会发生臀肌坏死。

血管内治疗时发生髂动脉损伤

在腔内治疗中，发生髂总、髂外动脉的穿孔和夹层是比较常见的，但很少导致严重出血。大多数情况下，这些并发症可以通过即刻的支架或腹膜支架来修复。偶尔会出现术中未及时发现出血，持续性出血会导致患者在术后几个小时出现相关症状，表现为损伤侧的重度腹痛、腹部压痛阳性及提示持续性出血的生命体征的变化。如果不能明确是否出血，可以行 CT 检查辅助诊断。大多数患者会出现生命体征不平稳，须立即返回手术室进行血管造影，利用腹膜支架覆盖出血部位或者弹簧圈栓塞出血分支。

另外，还可用球囊阻断控制出血后，再经腹旁切口进行开放性手术修复（见第 9 章）。如无球囊阻断，建议采用正中切口，这样可以在必要时控制主动脉远端。血肿通常导致开放修复过程中很难判断确切的损伤部位，此时可以结扎髂总动脉，再进行近 – 远端血管转流。转流路径除髂 – 股动脉搭桥外，还可以选择股 – 股动脉搭桥。如果植入的支架已覆盖腹主动脉分叉处，就很难在髂动脉上选择转流吻合口，这种情况可能需要建立主动脉 – 髂动脉分叉转流。

择期和急诊主动脉腔内重建也可能损伤髂动脉并引起大出血。最常见的原因是髂动脉壁薄弱的同时使用了大口径的穿刺鞘，若未及时发现并治疗，这种并发症往往会导致死亡。如果导丝还在血管内，可使用球囊阻断控制出血，但通常需要开放手术重建血管。

骨科手术中的医源性损伤

据报道，每 10 000 台腰椎间盘手术中就有 1~5 台会损伤患者的主动脉或髂动脉，其原因是切除椎间盘突出的特殊器械引起的撕裂伤。这种损伤通常会导致大出血，引起全身性低血压。有时在术后 1 h 内出现休克体征，也可以明确这种诊断。更常见的是动静脉瘘或假性动脉瘤，其发现及诊断时间从术后几小时到几年不等。提示出现这些并发症的症状由发生频率的高低排序依次为血管杂音、心力衰竭、腹痛和低血压。不同椎间盘水平的手术血管的位置，在 L_4~L_5 和 L_5~S_1 水平的手术，髂总动脉和静脉受损最常见，此平面以上，主动脉和腔静脉更容易被累及。

急诊修复时，可以选择正中切口暴露损伤部位，其修复原则与其他类型的损伤一样：侧向修复、补片修补或人工血管植入。动静脉瘘和假性动脉瘤也可以进行血管腔内治疗。

髋关节置换术时，可能会损伤髂外血管或股总动脉。首次手术时不常见，其往往发生在二次矫正手术中，其原因是再次手术时解剖结构紊乱且需要移除原有假体材料。左侧损伤的概率更大，其原因包括髋臼螺钉的划伤、手术切割或牵拉损伤，但更常见的是骨水泥破坏血管。暴露控制髂总动脉后进行损伤动脉修复，通常一个"曲棍球棒"状的切口就可满足暴露需要，骨水泥破坏的血管节段需要用补片修复或进行人工血管旁路手术。

拓展阅读

Brown CV, Velmahos GC, Neville AL, et al. Hemodynamically "stable" patients with peritonitis after penetrating abdominal trauma: identifying those who are bleeding. Arch Surg, 2005, 140(8): 767–772.

Dente CJ, Feliciano DV. Abdominal vascular injuries. Trauma. 6 uppl. McGraw-Hill Companies Inc.,2008.

Fuller J, Ashar BS, Carey-Corrado J. Trocar-associated injuries and fatalities: an analysis of 1399 reports to the FDA. J Minim Invasive Gynecol, 2005,12(4):302–307.

Smith SR. Traumatic retroperitoneal venous haemorrhage. Br J Surg, 1988,75(7):632–636.

Spahn DR, Bouillon B, Cerny V, et al. Management of bleeding and coagulopathy following major trauma: an updated European guideline. Crit Care, 2013,17(2): R76.

Sugrue M, D'Amours SK, Joshipura M. Damage control surgery and the abdomen. Injury, 2004,35(7):642–648.

（王吉昌，刘建林　译）

第 6 章　急性肠缺血

要点提示

- 急性肠缺血的发病率是腹主动脉瘤的 2 倍。
- 急性肠缺血的经典三联征：梗阻病史、症征不符、肠道排空。
- 疑诊时，CT 对于早期发现和成功治疗十分重要。
- 如果诊断为动脉梗阻，应采取开放手术和介入治疗。
- 如果诊断为静脉梗阻，极少采用手术治疗。
- 剖腹术发现空肠没有异常，则应考虑栓子切除术。

背　　景

简　　介

急性肠缺血通常是致命性的，但是提高警惕和快速处理可以改善这种糟糕的预后。广义上讲，急性肠缺血是指动静脉血栓的形成或栓子阻塞，导致小肠壁灌注的突然减少而引起的缺氧。其症状并不特定，通常在后期形成腹膜炎时开腹才得以确诊。快速有效的处理（包括全面的健康检查）可以成功治疗，也能避免扩大的肠切除。必须在病情早期确定诊断。如果患者腹痛加剧，则高度疑诊为急性肠缺血。急诊科的迅速处理和早期的诊断、治疗至关重要。

病情分级和患者特征

本病相对较为罕见。在急诊科因腹痛就诊的患者中，约有 0.5% 为急性

© Springer-Verlag GmbH Germany 2017

E. Wahlberg, J. Goldstone, *Emergency Vascular Surgery*, DOI 10.1007/978-3-662-54019-0_6

肠缺血。一个在瑞典历经约 20 年的尸检研究指出，急性肠缺血的年发病率为 12.9/10 万。而真正的发病率可能更高，因为大多死于急性肠缺血的患者没有确切诊断。医生对疾病低发病率的认知，以及患者不典型的症状和早期轻微的症状导致了诊断率较低。观察性研究显示，通过体格检查或血管造影明确诊断的急性肠缺血，如果未经手术处理，死亡率为 60%~85%。患有本病的患者通常高龄且有许多并发症，如慢性阻塞性肺疾病和广泛的动脉粥样硬化（包括冠心病），这都提示不良预后。

在大多数研究中，患者的年龄大多是 70 岁左右，2/3 的患者是女性。继发于肠系膜静脉血栓形成的肠缺血和另一组患者相关，并且有更好的预后（30 天死亡率是 30%）。约有 15% 的肠缺血患者是由静脉血栓形成导致的。

病理生理学

小肠的主要血供来自肠系膜上动脉（SMA），这条动脉也供应了前半段结肠的血流。从髂内动脉分出的肠系膜下动脉及其分支供应了远端结肠和直肠的血流，而十二指肠前半段的血供由腹腔干供应。复杂的血液供应和庞大的侧支循环，解释了为什么肠系膜下动脉或腹腔干的阻塞极少引起严重肠缺血。原发性结肠缺血并不常见，在第 11 章有对其术后并发症的部分描述。本章其他部分将会讨论急性小肠缺血的相关处理手段。

▶ **注意**：肠系膜上动脉的阻塞对肠灌注有破坏性。

因为大部分小肠的血供来自单根动脉，这根血管的突然阻塞会造成许多严重后果，初始的反应是痉挛和剧烈收缩。由于较高的代谢活性，80% 的血供都被肠道黏膜消耗，这解释了为什么黏膜的损伤比肠壁更早。绒毛顶端的细胞对缺氧最为敏感，所以最先坏死。阻塞发生 2 min 后，光镜下可见黏膜的缺血变化。肠系膜上动脉阻塞后，患者非常早期就出现了呕吐、腹泻和腹痛等现象，偶尔会有便血。粒细胞很早就被激活，氧化剂和蛋白水解酶会影响肠道的结构功能。低血压也会随着病情进展而发生，并且促使肠壁的进一步缺血损伤。这种现象之后会出现黏膜弥散性坏死，并扩展至黏膜下层甚至全层。其结果是透壁性梗死和局限性腹膜炎。之后发生肠道穿孔，患者发展至弥散性腹膜炎。最终可能发生代谢性酸中毒，脱水，无尿，多器官衰竭。

急性肠缺血可被分为 4 类，其中最常见的是肠系膜上动脉的栓塞（占

40%）和肠系膜上动脉血栓形成（占 30%）。肠系膜静脉血栓形成和非梗阻性肠系膜缺血（NOMI）占剩余的 30%。

一般来讲，栓子阻塞是突发性的，会造成严重的后果；而血栓形成的阻塞是一个逐渐狭窄的过程，并且允许侧支的形成。这样一来，血栓形成可能并不会引起症状和肠壁缺血损伤。静脉栓塞一般影响较为年轻的患者，通常继发于创伤、炎症和其他疾病，会造成高凝状态，这也可能是先天性凝血障碍导致的。非梗阻性肠缺血是严重心功能不全的结果，发生于血压很低的患者，他们通常患有严重心力衰竭和休克（由败血症、低血容量、出血引起）。患者在重症监护室（ICU）中会被注射高剂量的血管收缩剂，如去甲肾上腺素。本书不讨论较为罕见的原因，如腹腔干的血栓形成或栓子梗阻。

临床表现

病　史

肠系膜上动脉阻塞的症状通常不明确，因而难以确诊。随着病情加重，患者将经历 3 个期：Ⅰ.蠕动增强期；Ⅱ.肠麻痹导致的腹胀；Ⅲ.腹膜炎。

患者通常在Ⅱ期到急诊室，随着腹痛和呕吐的减轻只表现出轻微的症状。

出现三联征时，应考虑是肠系膜上动脉阻塞引起的肠缺血：严重的脐周疼痛（症征不符）；呕吐和（或）腹泻；有可能的栓子来源或者有栓塞病史。

三联征对于Ⅰ期的早期诊断和成功治疗十分重要。

▶ **注意：** 三联征与肠系膜上动脉阻塞有关。

弥散性的胸腹疼痛并不常见，但这可能会误导分诊护士认为患者是心肌梗死。等待临床评估和实验室检查而不采取措施可能会延误治疗。

阻　塞

肠系膜上动脉阻塞的患者，会发生上述三联征。这足以确诊，并且可以与其他腹痛、血栓形成加以鉴别。在Ⅰ期时，疼痛一般会出现在呕吐和腹泻之前，这至关重要。疼痛通常定位在脐周，发生突然、剧烈，性质一般是绞痛。症征不符是指腹部的体征和疼痛不相符。由于肠麻痹，疼痛会在Ⅱ期消失，形成无疼痛期，并且经常会被误判为病情得到改善。Ⅲ期肠穿孔之后，疼痛又会再次出现。95% 的患者有心脏病史，30% 的患者有其他血管系统的栓塞病史（表6.1）。栓子形成在急性心肌梗死、房颤、血管造影、介入中很常见。

表 6.1 入院时有症状和实验室检查阳性的患者随后被诊断为因动脉阻塞导致的急性肠缺血的比例

症状 / 检查	比例
腹痛	100%
腹泻和呕吐	84%
栓塞病史和栓子来源	33%
便血	25%
乳酸盐上升	90%
白细胞增多	65%
代谢性酸中毒	60%

血栓形成

肠系膜上动脉血栓形成通常发生于有广泛动脉粥样硬化和心脏外周血管疾病病史的患者。有时慢性肠缺血的症状会表现出来。急性血栓形成后的初发症状比栓子栓塞更为隐匿。疼痛通常是稳定和进行性加重的，持续时间超过数小时。但是症状和血栓栓塞类似（表 6.2）。

肠系膜静脉的血栓形成后，症状通常持续数天，并且与动脉栓塞相比，其症状不典型。疼痛不是很显著，但是 90% 的患者都表现出了一定程度的疼痛。发热也是常见的症状。85% 的患者都有高凝状态的病史，例如，静脉血栓形成或其他有血栓形成倾向的疾病（如妊娠、使用口服避孕药、恶性肿瘤、炎性疾病、门静脉高压和创伤）。

表 6.2 肠缺血病因比较

	动脉栓子	动脉血栓形成	静脉血栓形成
年龄较大	+	+	−
年轻	−	−	+
慢性肠缺血症状	−	+	−
深静脉血栓（DVT）史	−	−	+
可能的栓子来源	+	−	−
起始突然	+	−	−
起始隐匿	−	+	+

体格检查

急性肠缺血的体格检查难以得出确切的结果，但却很重要。颈动脉和心脏的杂音，以及栓子的来源提示动脉粥样硬化。腹部的查体是治疗的基础。例如，如果没有腹膜炎的体征，患者不应该在怀疑静脉血栓形成时开腹；但有动脉栓塞的患者，应该在腹膜炎形成前手术。腹部检查的结果在不同时期，结果是不同的。正常的检查结果和弥散性腹膜炎都有可能发生。在早期（Ⅰ和Ⅱ期），轻微的触痛和增强的肠鸣音是很普遍的，但是当发生腹膜炎时，由于肠麻痹，可以发现伴随肌肉紧张的触痛和肠鸣音的缺失。腹胀是疾病后期的表现。检查的同时应该评估患者的一般情况，包括脱水的可能。

诊　断

通过病史和检查怀疑是急性肠缺血时，CT 增强扫描对于确诊十分重要。不需要其他实验室和影像学诊断。没有造影剂的 CT 此时也没有用。如果不能立即进行 CT 扫描，对于病情严重甚至开腹的患者，血管造影也是可以的。医院的设备和专家可能会影响是否进行进一步诊断或直接手术的判断。

> ▶ **注意**：CT 血管造影对于疑似急性肠缺血的患者是首选的检查。

CT 扫描需要正位、侧位及增强 CT 的动脉与静脉时相。阻塞在疾病的很早期就能发现，之后才出现可见的肠道变化（图 6.1）。缺血的病因也能被确定。即使患者的肌酐很高，仍应进行 CT 血管造影。在检查前后，患者的水分补充是十分重要的。

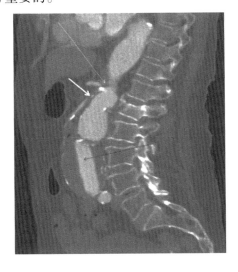

图 6.1　CT 血管造影显示可疑的肠系膜上动脉阻塞

实验室检查

实验室检查并不能诊断急性肠缺血，因此不推荐等待检查结果并推迟治疗和其他检查。白细胞计数在本病早期会上升，但无特异性。血清乳酸和 D- 二聚体的升高是需要手术的患者的预后标志物。血浆的乳酸浓度大于 2.6 mmol/L 这个标准，对于急性肠缺血有较高的灵敏度（90%~100%），意味着只有 10% 的患者会被漏诊，但是特异度很低（40% 左右）。显著的白细胞增多及血红蛋白、红细胞比容的增高继发于肠损伤中血浆的丢失。之后，肠壁坏死且血液漏出至肠道，导致血红蛋白、红细胞比容减少。血浆肌钙蛋白（约半数患者）和淀粉酶水平经常在急性肠缺血中抬高，这会被误诊为心肌梗死和胰腺炎。代谢性酸中毒经常发生在疾病后期，作为一个诊断性检测，它对于本病没有实际意义。然而，维持酸碱平衡作为一般措施，需要连续监测和纠正。

血管造影

大多数医院的 CT 血管造影全天都可以迅速进行，对于大部分疑诊本病的患者，剖腹术之前都推荐采用这种造影。CT 不能进行时，血管造影是可以替代的手段，开腹之前在手术室也可进行（表 6.3）。除了确定诊断，血管造影对于急性肠梗阻的病因分类也很有帮助。

表 6.3　急性肠梗阻的单纯血管造影技术

1. 清洗腹股沟穿刺区。
2. 拍摄正侧位 X 线片。
3. 穿刺股动脉，插入导丝和血管造影导管。
4. 将导丝尖端插入第一腰椎水平。
5. 撤回导丝，并快速注入 10 mL 造影剂。观察正位图像，寻找肠系膜上动脉的栓子。
6. 重复侧位的投影（当肠系膜上动脉在起点处被栓塞时，这对于诊断血栓形成十分重要）。
7. 当尖端被选择性置入肠系膜上动脉时，可以考虑通过导管注射罂粟碱（1~2 mL，40 mg/mL）。
8. 拔出导管并控制穿刺点。

- 肠系膜上动脉通常表现为"半月状"的阻塞，一般定位于距开口 5~7 cm 处，肠系膜上动脉的其他分支开放。这类栓子通常能通过简单的栓子切除术取出。
- 动脉血栓形成发生在以前粥样硬化的动脉：在影像片上，肠系膜上动脉的栓塞在距起始 1~2 cm 处能被发现，远端侧支没有填充造影剂。有时血运能通过主动脉旁支进行重建。然而，在许多情况下，如果造影剂未能到达肠系膜上动脉，是不适合剖腹术的。溶栓是一种选择，特别是如果导丝能被插入动脉中时。

● 静脉栓塞或非梗阻性肠系膜缺血：如果能找到肠系膜上动脉的侧支，并且造影剂流动得很缓慢，则提示无动脉阻塞的凶险的梗死，这可能是因为静脉血栓形成或者非梗阻肠系膜缺血造成的。这种情况不适合剖腹术。外科医生应负责确定血管造影不会造成较大的治疗延误。血管造影应在持续的密切观察下进行，包括对生命体征和腹部状态持续监测。

诊断缺陷

诊断和处理本病的 3 个主要困难有：①不确切的诊断；②诊断的速度；③分辨血栓形成和栓子栓塞的病因差异。破裂的腹主动脉瘤、破裂的膀胱、出血性胰腺炎或穿孔性溃疡都有症征不符的表现。但是通过病史和体格检查，足以成功鉴别本病。对于所有患本病的患者，除了胰腺炎以外，都需要行剖腹术，错误的术前诊断危害并不大。如果不能早期确诊，可以在术中获得正确的诊断。总之，高度怀疑和早期开腹可能挽救患者的生命。当早期诊断很必要时，由于诊断而产生的延误就是值得的，这包括 CT 血管造影和术中血管造影。除了建立诊断和避免不必要的开腹，它也有助于术中治疗的选择。CT 血管造影并发症相对较少，这促进了它的临床应用。

管理和治疗

治疗前管理

急诊科管理

疑诊急性肠系膜缺血的患者，应在急诊科接受 CT 血管造影的评估。如果腹膜炎或者典型的病史及体征发生，则应该考虑剖腹术。当决定要开腹并通知手术室后，应采取下列操作：

1. 放置至少一个（最好是两个）大口径静脉输液管路。

2. 开始输注液体。任何等渗电解质的盐水都可以足量应用。如果怀疑静脉血栓形成，葡聚糖可以作为替代药物。

3. 获取心电图。

4. 抽血检测血红蛋白、血凝素、凝血酶原时间、部分凝血活酶时间、全血细胞计数、肌酐、钠离子、钾离子，并进行血型和交叉比对。

5. 抽取动脉血进行血气分析。

6. 获取知情同意书。

7. 给予镇痛药（5~20 mg 麻醉剂静脉注射）。

早期和麻醉医生探讨患者的病情和器官功能状态是十分明智的。如果时间允许，这种检查可以在 ICU 进行。任何酸中毒都应该被纠正，通常需要血液和血浆输注。应尽快停止会减少血液流向肠道的药物，包括洋地黄、钙阻滞剂、利尿剂和非甾体抗炎药。针对肠道细菌的抗生素，如头孢菌素和甲硝唑，也应在术前应用。如果 CT 诊断患者没有腹膜炎，血管内治疗是最好的选择。随后，患者应该被转运到装备有血管造影的手术室。除了应该与麻醉医生讨论镇痛药的使用外，还应该采取以上列出的所有措施。如果医院没有医疗设施和专业经验，患者可能会被转移到另一家医院。替代性的开放手术也是可行的。

手　术

剖腹术

最好的手术入路是通过腹中线的长切口。应仔细检查整个肠道，以评估其活力（图 6.2）。最基本的原则是在肠切除术前进行血管重建，并应立即切除部分有透壁坏死的部位。最好计划在 24 h 内进行二次检查，采取损伤控制原则，而不是随意切除肠段（见第 5 章）。初看肠段可能很正常，但仔细检查往往会发现部分呈灰色，表面暗淡，表明缺血很严重。有活性的肠段通常在肠系膜远端有搏动，并保留蠕动。此外，多普勒探头可以通过检测动脉血流信号的有无来帮助检查。有活性的部分将保持健康肠道的粉红色。用吻合器可以很好地切除坏死的部分，并在血运重建后保留封闭的肠端。对于节段性损伤，楔形切除

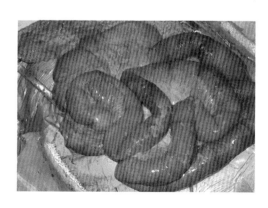

图 6.2 开腹后部分缺血的肠管外观

肠系膜和坏死的肠段，然后进行端端吻合（可能是优选的），对于治疗而言这些都是必要的。

栓子阻塞

如果空肠的第一部分（图6.3B）看上去正常，在肠系膜上动脉发出后的第一条动脉弓中出现搏动，则栓塞是最可能的诊断。在这种情况下，肠道切除前应进行栓子切除。该技术在"技术要点"中进行了描述。

动脉血栓形成

如果整个小肠和结肠是缺血性的，其原因可能是动脉血栓（图6.3A）。此时，栓子切除术将不会成功，甚至可能有害。如果包括右结肠在内的整个肠道坏死，外科医生应考虑放弃手术治疗，关闭切口，术前CT检查的发现将支持这个决定。对于生存而言，人类需要至少1 m的小肠。肠系膜上动脉血栓动脉内膜切除术是主动脉和肠系膜上动脉间的紧急血运重建技术，是动脉栓塞治疗的一个有效方法。这需要通过远端栓子切除和局部溶栓来获取足够的血流量，并可通过术中血管造影验证。虽然这种主动脉肠系膜的紧急血运重建效果微弱，但却可能挽救许多患者。这一技术与治疗慢性疾病是一样的。如果肠道不是完全坏死，则需要等待30 min或更长的时间来评估肠道的某些部分是否有改善，这样只需要切除较少的肠管。

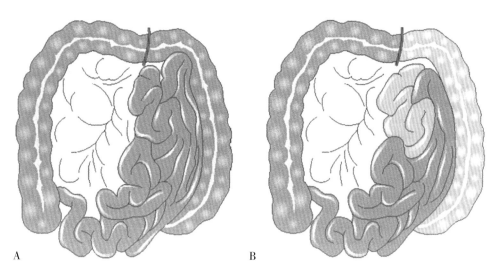

A   B

图6.3 急性肠缺血伴坏疽。A. 全肠段累及，提示动脉血栓形成。手术治疗的可能性很小。B. 缺血性肠坏疽，但是空肠和左侧结肠有活性。这种典型的表现提示肠系膜上动脉阻塞，应尝试栓子切除术

技术要点

肠系膜上动脉的栓子切除

向头端移动横结肠并通过按压肠系膜上静脉后的胰腺腹侧，以判断肠系膜上动脉的位置。这是通过将肠系膜根放在拇指和其他手指之间来实现的。术者的助手应该从尾部牵拉结肠和肠系膜，然后从胰腺下面的主动脉开始暴露。要暴露动脉，需通过纵向切开背部腹膜，切开位置在脉搏消失的区域（图6.4）。需要仔细解剖肠系膜上动脉的右侧，以避免损伤静脉。

这通常需要部分分离屈氏（Treitz）韧带十二指肠悬韧带和十二指肠第4部分。在预定的动脉切开术部位上、下应用血管阻断环，至少需要暴露4~5 cm。在这个阶段，可以使用容积式流量计来估计动脉中

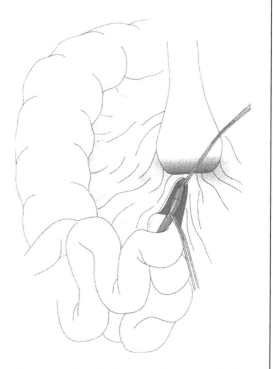

图6.4 通过下腹膜切口，为栓子切除术暴露肠系膜上动脉

的血流。这在栓子切除后会再次进行，以评估血管重建术的效果。

给患者静脉注射5000 U肝素，把动脉紧靠主动脉的位置夹住，并对其远端做横断动脉切开。栓子切除术应使用4号Fogarty导管。通过血管阻断环和手指来控制动脉切开术中出血时，可以从近端开始。血流通常很大，所以避免不必要的出血很重要。

继续把导管向前深入远端。有时需要一根3号导管才能到达外周。如果诊断是正确的，则栓子和继发性血栓能够取出，回流的血液会很顺畅。如果未达到，可以尝试第二次将导管手动插入分支。通过导管将2~4 mL的罂粟碱注射到肠系膜上动脉中。如果回流血很充足，试着将同样数量的重组组织型纤溶酶原激活剂（rtPA）注入远端分支。用6-0的缝线间断缝

合动脉。然后，通过腹股沟入路（见第10章）进行血管成像，或者在血管切开处插入22 G静脉导管直接进入肠系膜上动脉，注射造影剂，评估栓子切除术的效果。一个好的结果是造影剂迅速通过肠系膜上动脉，流量超过50 mL/min。如果未达到这些标准，就必须再次尝试肠道血运重建。最后，将肠道放置在正常位置，用手触摸远端脉搏并检查肠道。如果不确定肠道的存活能力，在决定切除哪些部分之前，等待20~30 min。根据需要切除不可存活的部分，关闭腹部，完成手术。

静脉血栓形成和非梗阻性肠系膜缺血（NOMI）

一般来说，CT扫描可以诊断静脉血栓形成和非梗阻性肠系膜缺血，偶尔需要剖腹术确定诊断。全身抗凝是最好的治疗方法，尽可能避免剖腹术。通常整个肠道都会受到影响，表现为充血和肿胀，还可能浆膜中有瘀斑。如果发现这种情况，应停止手术，关闭腹壁，计划二次检查。在第二次手术中，有瘀斑出血的节段很难与坏疽区分。这些节段需要仔细检查，以避免不必要的切除。然而，在节段性静脉血栓形成中，应在安全的边缘进行切除。这与动脉闭塞引起的肠缺血的推荐治疗方法不同。静脉血栓切开术和溶栓术曾被报道过，但几乎没有证据表明这是有益的。

非梗阻性肠系膜缺血患者通常收入ICU中，并注射大剂量去甲肾上腺素，开腹诊断很少。即使开腹，其外观也很难与主要动脉的阻塞相区分。非梗阻性肠系膜缺血患者在肠系膜远端保留了脉冲和流量信号——单相和搏动。这些检查和病史足以确定患者不需要手术，而需要优化心功能。

血管内治疗

没有腹膜炎和严重症状的患者，经CT动脉造影明确诊断，可采用血管内技术重建血流。这个过程从静脉注射肝素的初始剂量、动脉通路和诊断性血管造影开始。这种检查通常与CT检查结果吻合良好。栓子在阻塞起始通常是凸形的，位于肠系膜上动脉主干的远端或中段（图6.1）。有时它被一些流过的对比剂包围，并且通常缺乏动脉粥样硬化血管壁的改变。血栓形成性闭塞位于动脉粥样硬化区，靠近肠系膜上动脉的起始，动脉通常显示有大量的动脉粥样硬化斑块。

血管内治疗栓塞的方法包括局部溶栓和血栓吸出。第一步是通过腹股沟或肱动脉将导丝引入血栓中（见第14章）。然后将端孔或侧孔导管插入凝块中，并尝试进行抽吸。通常溶栓治疗需要与此相结合，并以快速注射开始。然后将导管稍微向后拉，继续注射。首选的溶栓试剂是 rtPA。

这项技术与血栓形成的治疗技术相似，但抽吸血凝块往往不值得尝试。这种操作应该与治疗血管阻塞病变的支架术相结合。有时通过上肢入路更容易接近肠系膜上动脉的病变。顺行支架的优点是可以使用标准的技术和材料。球囊扩张支架常被用于主要病变（这通常是非常困难的），而膨胀支架可以用于远端病变。

治疗后管理

ICU 内的管理

在等待第二次手术时，如果可能的话，应在 ICU 进行监测。最好取下患者的呼吸器，以便对腹部进行评估。应该避免呼气末正压通气（PEEP），因为这会减少内脏的血流。除了持续的肠内体液流失外，释放出的有毒代谢产物和蛋白水解酶也会对心脏和肺功能产生负面影响。由于细菌易位，也有发生败血症的危险。因此，术后早期推荐补液，输入血浆、血液和抗生素治疗。为了防止进一步的栓塞和作为预防血栓形成的一般预防措施，应该使用肝素抗凝治疗，但它可能无法阻止血栓在肠道的进一步发展。由于受损的肠管容易出血，抗凝治疗也需要仔细监测。成功的栓子切除后再灌注损伤，如急性下肢缺血，会增加发病率和死亡率。肠壁缺氧引起的原发性损伤是继发性再灌注损伤。

肠系膜静脉血栓形成

患者应使用普通肝素或低分子量肝素。低分子量肝素之后在病房更容易使用，而且可以立即使用。如果能尽早开始这种疗法，在大多数情况下可以避免剖腹术和肠切除。除非患者的症状非常轻微，否则患者不应口服液体或食物，而应进行完全的肠外营养补充。反复检查患者腹部。在触诊和血液检查中，发现任何腹膜炎的征象都应施行剖腹术以评估肠道活力，即使采用了肝素疗法。数日后如果病情没有改善，应再次进行 CT 血管造影，即使正进行肝素治疗，如果血栓残留或变大，也可尝试进行溶栓治疗。

二次探查手术

如果在最初的肠血运重建过程中计划二次检查手术，应积极进行。这一手术的主要目的是评估肠道的存活能力，并在必要时进行进一步的肠道切除。此外，灌注良好的粉色肠道能被再次吻合。如果肠道末端的灌注有问题，那么就要进行双肠末端的回肠造口术。如果端端吻合时由于张力造成吻合困难，也可以采用同样的方法。有时，第 2 次探查手术后需要进行第 3 次探查。即使在肠道血管内血运重建后，仍应积极行二次探查手术，密切监测临床表现。如果进展到腹膜炎或临床表现总体恶化，则建议行剖腹术。

结果和预后

如前所述，在早期患者中，与急性肠缺血有关的死亡率很高，但由于更积极的血管重建策略，死亡率正在降低。在 20 世纪 80 年代，小肠切除作为唯一的治疗方法，其 30 天死亡率为 85%~100%。如果与栓子切除或血管重建相结合，死亡率则能下降到 55%。在更近期的研究中，死亡率降低到 45% 以下。在瑞典血管登记（Swed Vasc）研究中，1999—2006 年的患者中，开放手术和血管内治疗后，30 天死亡率分别为 42% 和 28%，一年的死亡率分别是 58% 和 39%。但是，必须记住，后一种方法用于急性肠缺血较轻的患者。

老年和肠道较短是高死亡率的危险因素，但许多患者只有短暂的短肠综合征，而且术后表现良好。据报道，其 30 天死亡率在 20% 左右，而且近年来略有降低。患者的潜在疾病是预后的主要决定因素。

拓展阅读

Block TA, Acosta S, Björck M. Endovascular and open surgery for acute occlusion of the superior mesenteric artery. J Vasc Surg, 2010, 52:959–966.

Burns BJ, Brandt LJ. Intestinal ischemia. Gastroenterol Clin North Am, 2003, 32(4):1127–1143.

Menke J. Diagnostic accuracy of multidetector CT in acute mesenteric ischemia: Systematic review and meta-analysis. Radiology, 2010, 256:93–101.

Oldenburg WA, Lau LL, Rodenberg TJ, et al. Acute mesenteric ischemia: a clinical review. Arch Intern Med, 2004, 164(10):1054–1062.

Rhee R, Gloviczki P, Mendonca C, et al. Mesenteric venous thrombosis: Still a lethal disease in the 1990s. J Vasc Surg, 1994, 20:688–697.

（谷景涛，刘建林　译）

第 7 章　腹主动脉瘤

要点提示

● 60 岁以上突发腹痛的男性患者，应当警惕腹主动脉瘤的可能。

● 对具有休克、腹部或背部疼痛及腹部搏动性包块三联征的患者，应当急诊行剖腹探查术。

● 切忌被非必需的 CT 或超声检查耽误急诊手术的时机。

背　景

诊疗现状

腹主动脉瘤（AAA）是临床上一种常见的血管外科疾病。在 60 岁以上的男性中，其患病率可达到 5%~10%，约为女性患病率的 4 倍（表 7.1）。目前，通过现有筛查手段检出的大部分腹主动脉瘤体积均较小，仅不到 1% 的患者动脉瘤直径超过了 5 cm，因此大部分患者瘤体破裂的风险较低，可以行择期手术。据报道，每年每 100 000 例患者中的腹主动脉瘤破裂率可达到 3%~15%，这也

表 7.1　无症状性腹主动脉瘤（>3cm）在不同人群中的患病率

国家	年份	总数（例）	人群特征	患病率
英国	1993 年	6058	男性，65~75 岁	8.4%
美国	1997 年	73 451	50~79 岁	4.7%（男性）*vs.* 1.3%（女性）
荷兰	1998 年	2419	男性，60~80 岁	8.1%
瑞典	2001 年	505	65~75 岁	16.9%（男性）

注：根据超声检查所得数据

© Springer-Verlag GmbH Germany 2017

E. Wahlberg, J. Goldstone, *Emergency Vascular Surgery*, DOI 10.1007/978-3-662-54019-0_7

就意味着所有外科值班医生、急诊科医生，也许每年都会遇到几例腹主动脉瘤破裂的患者。尽管在一些西方国家中，由于筛查手段的不断改善及人群吸烟率的逐渐降低，腹主动脉瘤破裂的发生率已逐渐下降，但在其他国家，腹主动脉瘤破裂仍是常见的外科急症之一。

病　因

腹主动脉瘤是一种主动脉的局限性扩张，多由于血管壁内弹力纤维等结构被破坏而引起。其进展过程与吸烟、动脉粥样硬化、高血压及遗传等因素有关，但腹主动脉瘤具体的发病机制尚不明确。腹主动脉瘤好发于肾下腹主动脉，瘤体常呈梭形，远端可延伸至腹主动脉分叉，约 20%~40% 的患者髂总动脉可被累及。随着瘤体的不断扩张，动脉壁逐渐薄弱，直至某些生物力学因素导致动脉壁不足以支撑瘤腔内的压力，瘤体就会发生破裂。动脉瘤的破裂风险与瘤体直径相关，当直径超过 5 cm 时其破裂风险可呈指数式上升，但直径小于 5 cm 的动脉瘤也存在破裂的风险。腹主动脉瘤破裂是一种致死性急症，如果未经及时治疗，其死亡率可达 100%，甚至约有 50% 的患者在到达医院前就已经死亡。从患者出现相关症状到失血死亡，可经历数分钟至数小时。动脉瘤破裂后，出血局限于后腹膜的患者存活时间可稍长，但如果破入腹腔之中即刻便会死亡。

临床表现

腹主动脉瘤的临床表现各异，但大多数患者在动脉瘤濒临破裂前均无明显症状，当高危人群以腹部或背部疼痛就诊时，应当考虑到腹主动脉瘤破裂的可能。

▶ **注意**：早期诊断至关重要，因为尚未休克的患者的预后要优于已经休克的患者。

病　史

腹主动脉瘤破裂的典型病例为老年男性因突发下腹部疼痛就诊，疼痛可放射至背部及侧腹部，可伴有一过性意识障碍、跌倒、头晕或大汗淋漓等表现，既往可有腹主动脉瘤病史或家族史。

查　体

患者可能血流动力学尚稳定，或者表现为轻度至中度低血压，严重者可有低血容量性休克的表现，如意识改变、心动过速、大汗淋漓及血压降低。查体常见脐周上腹部的搏动性肿块，但由于主动脉位于腹膜后，在肥胖患者或血压降低时该搏动性包块可能触诊不清。因此，如果患者表现为面色苍白、心动过速、收缩压低于 90 mmHg，但查体未触及腹部搏动性包块时，也应当考虑到腹主动脉瘤破裂的可能。此外，患者还可能出现动脉瘤周边的局限性疼痛，多由瘤体周边的腹膜后出血引起，此症状为非特异性表现。

鉴别诊断

腹主动脉瘤破裂的患者在发生失血性休克之前，其临床症状可与许多腹部急症类似，而由于其中一部分急症并不需要行急诊手术，因此仔细评估腹主动脉的情况极其重要，以免因误诊而延误手术时机。

在急腹症患者，尤其是老年患者的诊断与鉴别诊断中，应特别注意鉴别动脉瘤破裂或先兆破裂。肾脏及输尿管结石、憩室炎、便秘、肠梗阻、胰腺炎、胃肠穿孔、肠缺血，甚至急性心肌梗死，均可与腹主动脉瘤破裂有类似的临床表现。为避免误诊，临床医生应当将腹主动脉瘤的诊断牢记于心，仔细对患者进行查体，并利用必要的影像学手段进行确诊。

腹主动脉瘤破裂也易与主动脉夹层相互混淆，有时由于腹主动脉瘤附壁血栓可导致瘤腔内形成多个腔隙，在一些缺乏经验的小型医疗中心，超声检查可能会将漂浮的血栓或各腔隙的分隔误认为腹主动脉壁内双腔结构形成，从而将其误认为夹层动脉瘤。夹层与动脉瘤破裂的病理生理学改变有着显著的差异，破裂是指动脉壁全层撕裂导致血液流出血管外，而夹层是指动脉内膜层破损后血液自破口流入引起动脉壁各层结构的纵向撕裂，从而导致双腔结构形成，破裂在腹主动脉瘤中更为常见（见第 8 章）。

临床诊断

腹主动脉瘤的临床症状表现各异（表 7.2），这些不同的表现可能有助于确定腹主动脉瘤破裂的风险。

表 7.2　腹主动脉瘤的临床表现及处理原则

疼痛	血流动力学稳定	搏动性包块	临床诊断	处理原则
是	是	是	AAA 破裂	立即行急诊手术
是	是	否	AAA 破裂可能（搏动消失可能是肥胖或低血压导致）	如果有 AAA 病史或腹膜刺激征，立即送往手术室，并行超声或者 CT 检查
是	否	是	AAA 破裂可能（可能为破裂早期或炎性动脉瘤）	行 CT 检查，如果 AAA 诊断成立，考虑行急诊手术
是	否	否	AAA 破裂可能性低（可能为局限性动脉瘤破裂）	行 CT 或超声检查

AAA：腹主动脉瘤

▶ **注意：**

1. 尽管腹主动脉瘤破裂患者的临床表现各异，但在大多数情况下仍表现为典型的腹痛、血流动力学不稳定及搏动性包块三联征。

2. 除非有明确的证据支持，否则有以上临床表现及体征的患者应当时刻警惕为腹主动脉瘤破裂。

　　显然，临床情况可能包括这些表现的各种组合。本章其余部分的内容主要基于此表。

诊　断

　　增强 CT 是诊断腹主动脉瘤的首选检查手段（表 7.2），造影剂应经静脉应用，避免口服造影剂检查。如果考虑腹主动脉瘤可能性较大，并且随时有病情恶化的可能，患者应当在临床医生的陪同下行 CT 检查，必要时可放弃检查而行急诊手术。此外，腹部超声也有助于判断是否存在腹主动脉瘤、瘤体大小、有无破裂征象及近远端瘤颈的长度。

▶ **注意：** 在典型的腹主动脉瘤破裂患者中，应避免因为影像学检查而延误手术时机，查体确诊后即可行急诊手术。

　　典型的腹主动脉瘤破裂在 CT 图像上可表现为主动脉壁钙化并破裂、腹膜后出血、邻近脏器受压移位及腹腔内出血，在破裂早期可见附壁血栓内造影剂填充，动脉壁薄弱（图 7.1）。评估瘤体近 / 远端瘤颈长度、肾动脉及髂动脉状态，对于制定腔内治疗方案至关重要。疼痛往往预示着瘤体即将破裂，因此对于发生明显腹痛但 CT 上未见破裂征象的患者也应积极处理。目前，CT 仅能提示在检查时有没有发生破裂，而无法预测腹主动脉瘤何时会发生破裂。

对于血流动力学稳定而怀疑腹主动脉瘤破裂可能性低的患者，还应当通过 CT、心电图、腹部平片、超声及血液学检查等手段，排除胰腺炎、消化道穿孔及心肌梗死等疾病。

治　疗

术前准备

腹主动脉瘤破裂

腹主动脉瘤破裂一经诊断，患者需即刻接受手术治疗，多余的术前检查将延误手术时机。制定手术方案的时间非常有限，因此在急诊科就应迅速做好以下准备工作：①记录患者的生命体征、病史及查体资料；②吸氧；③监测生命体征（心率、血压、呼吸、氧饱和度）；④签署知情同意书；⑤建立两路大口径的静脉通路，由于建立中心静脉通路较为耗时，因此最好能在手术室完成；⑥立即开始静脉补液；⑦完善血常规、凝血功能、肝 / 肾功、电解质、血型鉴定等检查；⑧留置导尿（建议在手术室完成），记录尿量；⑨镇痛（如 2~15 mg 吗啡注射）；⑩准备 8 单位悬浮红细胞及 4 份冰冻血浆。上述准备措施可能因不同医疗中心而有所不同。

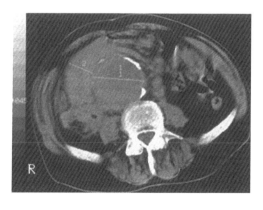

图 7.1　腹主动脉瘤破裂的 CT 表现：可见附壁血栓内造影剂填充，瘤壁钙化及后腹膜血肿形成

在查体时应注意记录股、腘、足背动脉搏动情况，当术中怀疑发生栓塞事件时可予以参考。此外，还应注意液体平衡及正性肌力药物的使用，正性肌力药物只有在患者发生失血性休克或低血压导致心、肾功能不全时使用。实施早期复苏不要求将患者的血压恢复至正常状态，在生理功能平稳的前提下将血压维持于 100 mmHg 即可。适当的低血压有助于减少出血，并将出血局限于后腹膜，过度的补液及升压可能会增加出血量。

患者应尽快被送往手术室，在一些小型医院或者乡村医院，如果临床医生缺乏处理腹主动脉瘤破裂的经验，应立即联系上级医院寻找有经验的医生处理。即使在有空运条件的情况下，腹主动脉瘤破裂患者的转运也有较大的风险，稳定的患者尚有可能再出血，而病情恶化的患者更加无法耐受直升机转运。如果患者的血流动力学稳定，可考虑进行短距离转移或者等待有经验的医生到达后再行手术治疗。如果在进行初步的复苏后，患者的血流动力学仍不稳定或已经发生休克，则应立即行急诊手术，待出血控制后再等待有经验的医生做进一步处理。

疑似或高度怀疑腹主动脉瘤破裂

先前列出的术前准备工作同样适用于怀疑腹主动脉瘤破裂的患者。由于许多此类患者并无搏动性包块或低血压发生，因此诊断与治疗就较为复杂。一部分患者虽然可能诊断为腹主动脉瘤但不应行急诊手术，如既往有腹主动脉瘤病史，但瘤体较小破裂风险低，这类患者可能因急性心肌梗死发作而表现为低血压、休克。此时，应行 CT 或超声明确诊断后再进一步处理。如果检查结果提示破裂征象，则应行急诊手术；如果检查发现并无动脉瘤或者瘤体较小（小于 4 cm），破裂的风险就较低；如果发现腹主动脉瘤直径较大（大于 5 cm）但无明显破裂征象，则需要行进一步检查排除其他可能引起症状的病因，若完善相关检查后未发现其他可能的病因，则应考虑为腹主动脉瘤先兆破裂可能，并进行相关的监护及术前准备。这类患者尚可将手术时机推迟数小时，并根据患者的并发症、治疗意愿及医疗条件选择合适的医疗机构进行进一步治疗。

腹主动脉瘤破裂可能性小

对此类患者应按照急腹症的诊断流程评估所有可能的病因，如肾结石、胰腺炎、胆囊结石、消化道穿孔、急性心肌梗死或椎体压缩性骨折。为排除腹主动脉瘤可行腹部 CT 或超声检查，直径小于 5 cm 的腹主动脉瘤破裂风险较低，但在女性患者中一些小的腹主动脉瘤仍有破裂风险。如果经对症处理后腹痛无法缓解或者排除了其他可能的病因，应考虑行腹主动脉瘤探查术。

开放手术

手术开始

由于麻醉诱导过程中血压升高易加速出血，因此在患者被麻醉以前应完成消毒、铺巾及医生的准备工作。自剑突至耻骨联合的腹部正中切口最为常用，除此以外还可通过侧位的腹膜后入路进行手术。首先，应当在腹主动脉瘤瘤体上方钳夹主动脉以控制出血，随后视情况利用直型人工血管进行主动脉置换，或者利用分支型人工血管进行主－髂动脉或主－股动脉置换。建议术中利用血液回收机进行自体血液回输。在麻醉过程中应严密监测患者生命体征，保持液体入量与失血量之间的平衡，维持血流动力学稳定。由于术中失血可导致体温降低及酸中毒，因此必要时需暂停手术并通过局部填塞按压进行止血，待麻醉医生为患者补足失血及液体丢失量后再继续进行手术。有时在切开腹膜时患者可突然出现血压降低，术者应注意在术中及时与麻醉医生沟通病情。

视野暴露及近端瘤颈的控制

手术入路常选择自剑突至耻骨联合的纵向切口，术者依次切开皮肤、皮下组织、浅筋膜及肌肉层，打开腹膜后游离肠管，可见主动脉周围形成的血肿。有时，由于血肿形成使主动脉周围的纤维结缔组织变得疏松，因此近端瘤颈的解剖可更加容易。但应注意，打开后腹膜后大量的血液涌出会严重影响手术视野，导致瘤体周边的正常组织难以分辨，如果误伤肠系膜下静脉、肾静脉及腰静脉等血管，往往会进一步加重出血，甚至引起患者死亡，因此往往需要根据实际情况调整手术入路。

腹主动脉的左侧壁是最容易发生破裂的部位，如果能在肾动脉平面以下控制近端瘤颈，就可以降低破裂及大出血的发生率。虽然血肿的位置往往影响着近端瘤颈的解剖，但在大多数情况下切开后腹膜后将十二指肠移向右侧，就能暴露近端瘤颈的前壁（图 7.2）。需要注意尽快完成对近端瘤颈的解剖暴露，以减少失血量并维持血流动力学稳定。

触摸腹主动脉的搏动往往有利于在大量血肿中解剖血管，但许多时候低血压可导致动脉搏动减弱，从而增加了解剖的难度。血肿常使主动脉前壁被大量组织包绕，如果能及时分离切除这些组织则有助于瘤颈的解剖。腹主动脉瘤在肾动脉以下数厘米的位置常常会向主动脉一侧倾斜成角，然后脊柱、瘤颈及瘤体在解剖上就形成了一个三角区域，在这个区域利用手指在主动脉后方进行钝性分离往往较为简单（图 7.3）。

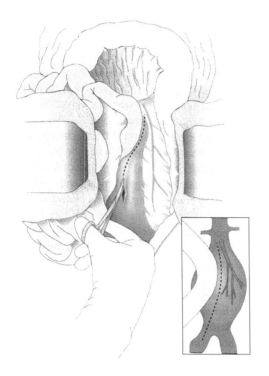

图 7.2 切开后腹膜暴露肾下主动脉及腹主动脉瘤的瘤颈，有时需要切开十二指肠及肠系膜下静脉之间的腹膜以暴露腹主动脉，此时切缘需距离十二指肠至少1~2 cm，以保证术后能够正常缝合腹膜

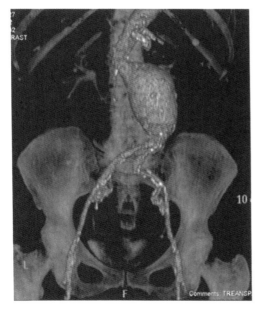

图 7.3 有时过大的腹主动脉瘤会使局部解剖结构发生变异，肾下腹主动脉起始段（瘤颈部）常常迂曲成角，脊柱、瘤颈及瘤体在解剖上形成一个三角区域，在这个区域进行钝性分离是较为安全的

如果通过钝性分离后手指可通过腹主动脉后方的间隙，就可以利用主动脉钳对腹主动脉进行阻断，此时不论弯曲还是直形的主动脉钳都可用来阻断血管。当将主动脉与周围组织完全分离难度较大时，可在肾动脉平面以下用直形主动脉钳直接自前向后夹闭腹主动脉。在大多数情况下通过这种方法都可以很好地阻断腹主动脉，但在后续进行血管缝合时往往较为困难。注意在钝性分离腹主动脉后壁时应十分小心，避免损伤附近的左肾静脉、性腺静脉及腰静脉。如果不慎损伤这些静脉血管导致术中大量出血，可通过结扎、缝合或局部填塞等方式进行止血。另外，如果由于肠系膜下静脉损伤导致出血，可直接结扎该血管进行止血，这通常不会造成其他损伤。

其他控制近端瘤颈的方法

当通过上述解剖途径无法解剖控制近端瘤颈时，可以尝试以下手术方法：

1.手动按压止血：如果解剖瘤颈时瘤体突然破裂，通过纱布局部按压往往无法有效止血，此时可直接将手指通过破口插入腹主动脉内，然后按照下述步骤进行止血。

2.利用球囊阻断主动脉：直接将 24F 穿刺鞘插入破口使鞘管远端位于肾动脉近侧，置入球囊并迅速注入生理盐水打起球囊直至出血明显减少。通常需要注入 15~20 mL 盐水，阻断后残余的少量出血可能为远端反流所致。但如果阻断后仍然出血较多，则必须控制以后才能继续进行瘤颈的解剖。需要注意的是，在此过程中球囊往往在肾动脉平面以上阻断了主动脉，因此需要尽快完成对瘤颈的解剖分离，在肾下使用动脉钳阻断主动脉后及时撤除球囊，以防止重要脏器发生缺血性梗死。

3.使用直形血管钳在瘤颈处钳夹主动脉：如果患者已出现明显的休克征象，则没有时间进行腹主动脉的分离，而要迅速阻断血管。此时，在切开后腹膜并移开十二指肠后，可利用手指进行钝性分离并直接使用直形血管钳在瘤颈处钳夹主动脉。应当注意的是，术者在保证完全夹闭腹主动脉的同时，应当警惕下腔静脉及邻近静脉血管的损伤。

4.手动压迫膈下主动脉：如果破口位于动脉瘤的前壁而持续出血无法控制时，可以暂时通过手动压迫膈肌下段腹主动脉控制出血。操作时可将小网膜抬高至剑突下，然后用拳头直接将主动脉向下、向头位压迫，通过将其压迫至后方的椎体以达到暂时阻断的目的。如果能够通过这种方法暂时控制出血，就能够为术者寻找破裂口、合适的钳夹位置及置入主动脉球囊赢得时间。

5.使用直形血管钳通过小网膜钳夹膈下腹主动脉：当瘤颈周围有大量血肿形成时，往往预示着动脉瘤破口就位于瘤颈附近，此时如果贸然打开后腹膜暴露动脉瘤则有可能造成大出血而无法控制，在这种情况下直接通过血管钳在膈肌下阻断腹主动脉可有效地控制出血，这种方法操作起来具有一定的难度，但往往是控制出血最为有效的方法（图7.4）。操作时先切开小网膜，游离三角韧带，

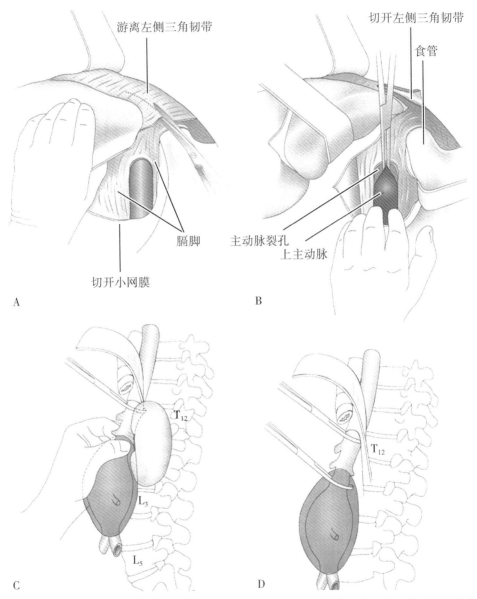

图7.4 A.游离左三角韧带以暴露主动脉及周围的膈肌；B.纵向分开小网膜，进入小网膜囊，于膈脚即可暴露主动脉；C.在膈下用直钳控制近端后，切开后腹膜清除血肿并切开瘤颈；D.在肾动脉平面以下阻断腹主动脉，松开肾上阻断钳

将肝左叶移向右侧，将胃及食管移向左侧，暴露膈脚并充分游离膈脚的膈肌纤维，然后使用直形血管钳自前向后夹闭腹主动脉。由于直形血管钳有滑脱造成再出血的可能，因此在钳夹腹主动脉前需要充分游离膈脚肌纤维，并选择适当的钳夹位置。注意避免在操作过程中损伤食管及下腔静脉，并且在控制出血后尽快将阻断位置调整至肾动脉平面以下。

6. 钳夹胸主动脉：在极端情况下，可以开胸阻断胸主动脉以控制出血。手术切口取自左胸部第 5~6 肋间，自锁骨中线起尽量向背侧延伸，切开胸膜后将肺移向前侧、尾侧，暴露胸主动脉，附近几乎没有重要的组织器官。该术式的并发症较多，在腹主动脉瘤破裂的抢救中也很少用到，因此并不建议在急诊室内进行。

7. 通过腔内手段控制近端瘤颈：通过球囊导管进行主动脉近端阻断是控制出血的有效方法，随着术者腔内手术经验的日益丰富，该技术的应用也越来越广泛。可通过股动脉置入球囊，穿刺股动脉后置入 12F 鞘管，然后利用支撑导管或鞘管将球囊送至主动脉，防止球囊在血流的冲击下发生移位（图 7.5）。该过程要求术者有丰富的腔内治疗经验，或者需要影像科医生协助治疗。此外，还可以通过肱动脉置入主动脉球囊，穿刺肱动脉后在透视下置入导丝，使其头端到达需要阻断的主动脉，沿导丝置入 100 cm 长的导管，然后送入直径

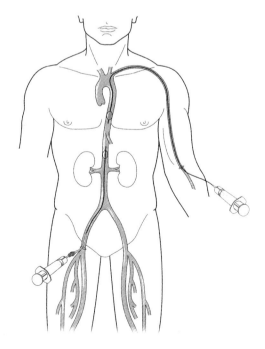

图 7.5 通过肱动脉置入球囊以阻断主动脉；或者穿刺股动脉，置入 16F 55 cm 的导入鞘，通过股动脉置入阻断球囊

40~46 mm 的主动脉球囊，混合适量盐水与造影剂，定位良好后注入球囊使其扩张并阻断主动脉。通过这种方法往往能有效地控制出血，给术者在肾动脉平面以下控制瘤颈及钳夹破口赢得了充裕的时间。

手术过程

通过有效的近端瘤颈控制，患者的生命体征往往已经稳定，此时腹主动脉瘤破裂的后续手术过程与腹主动脉瘤常规手术过程基本相同。充分游离髂动脉，通过血管钳或者血管吊带控制阻断髂动脉，切开动脉瘤体，清除附壁血栓。如果髂动脉及髂静脉粘连明显，强行分离髂动、静脉有可能损伤静脉导致大出血，此时可以将球囊自动脉瘤腔置入髂动脉以阻断血流。如果腰动脉或骶正中动脉返血明显，则需要在瘤腔内用缝合线缝扎这些血管。对于肠系膜下动脉的阻断要用血管钳或血管吊带，通过动脉返血情况评估远端血运，必要时需要重建该血管以防止结肠缺血。如果经评估不需要对该血管进行重建，则可以在瘤腔内壁或外壁对该血管进行缝扎。应当注意，在对肠系膜下动脉进行缝扎时应尽量靠近主动脉壁，以防止损伤潜在的侧支血管。

建议主动脉重建使用明胶或胶原蛋白覆膜的梭织涤纶人工血管及 ePTFE 材料人工血管，这两种材料的人工血管密封性较好，织物间不易渗漏。髂动脉分叉未发生瘤样扩张并且血管条件良好时，可应用直筒型人工血管进行重建，但如果腹主动脉瘤已侵及髂总动脉，则需要使用分支型人工血管进行血管重建，重建时应至少保留一侧的髂内动脉。如果髂动脉钙化或扩张明显，可以将人工血管远端直接吻合于股总动脉，此时应注意结扎髂总动脉以保证髂内动脉的逆向灌注。近端主动脉常采用 3-0 或 4-0 不可吸收尼龙线进行吻合，远端髂股动脉可采用 5-0 不可吸收尼龙线进行吻合。

血管重建完成后应仔细检查吻合口有无渗漏或狭窄，然后将瘤壁紧密缝合于人工血管外，最后缝合后腹膜。尽管术中肝素用量不大，但仍应注意仔细检查创面有无大量渗血，必要时输注凝血因子或血小板以改善凝血功能。

术后出血是一种常见且严重的手术并发症，其原因最常见于腰动脉缝扎不彻底、吻合口瘘及术中部分静脉血管未及时结扎。切缘大量渗血常提示凝血功能障碍，需要积极对症处理。腹腔内出血往往无法引流，因此很少应用腹腔引流管。另外，尚有更多类型的出血性并发症将在第 12 章提到。

由于血液稀释、凝固血功能障碍及低体温综合征所带来的出血风险较大，对于大多数因腹主动脉瘤破裂而抢救的患者并不推荐全身肝素化。对于血流动力学稳定、术中出血量较少的患者可考虑术中全身肝素化 。对于大多数患者来说，使用常规手术半量的肝素或者通过髂动脉注入肝素生理盐水进行局部肝素化较为安全。此外，髂总动脉返血较差多为术中栓子脱落栓塞远端血管所致，建议术中使用取栓导管对肢体远端的动脉进行取栓。

由于术中多需要置入人工血管，因此可以在术前 2 h 应用头孢唑林或氯唑西林 2 g 预防感染，如果手术时间较长，可在手术开始 4 h 后重复应用抗生素。此外，如果术中出现过肾脏低灌注，可应用甘露醇维持尿量。

等待手术的过程中应该做什么？

对于没有处理腹主动脉瘤破裂经验的临床医生来说，如果患者的血流动力学稳定则应等待有相关经验的医生来处理较好。在此过程中，应当完成患者的消毒、铺巾等准备工作，协助麻醉医生准确监测并评估患者的一般情况。如果发现患者血压进行性降低而又无法维持，此时即使相关医生尚未到场也应迅速麻醉并进行剖腹探查。如前所述，手动压迫腹主动脉的破口往往可以有效地控制出血，同时应当静脉补液并应用血管活性药物维持生命体征直至相关医生到来。

腔内治疗

国际上，动脉瘤腔内治疗（EVAR）已经逐渐成为腹主动脉瘤治疗的常用手段之一，也是许多大型医疗机构腹主动脉瘤破裂的重要抢救措施。许多研究表明，与传统开放手术相比，腔内治疗能够降低患者的死亡率及并发症的发生率。此外，也有 3 项随机临床研究指出这两种治疗方法的 30 天死亡率并无统计学差异，但由于样本量、患者纳入及排除标准存在差异，其结果尚需进一步证实。目前，虽然多家医院已经制定出相应的腹主动脉瘤破裂腔内诊疗规范，但受制于诸多因素尚未在临床广泛应用。首先，具备腔内诊疗经验的医生团队及数字减影设备的导管室是必不可少的。此外，手术室需要常备能够适用于大部分患者的介入治疗器材，如主动脉 – 单侧髂动脉腔内隔绝系统，以及能够实现股 – 股动脉转流的转流导管（图 7.6）。最后，需要配备相应的影像设备来选择合适的支架以实现疾病的治疗。

腔内治疗最大的优势在于能够通过球囊导管迅速阻断瘤体近端，从而控制出血，稳定患者的生命体征。此外，腔内治疗可以在局部麻醉下进行，从而使许多全身麻醉风险较高的患者能够得到及时的救治。

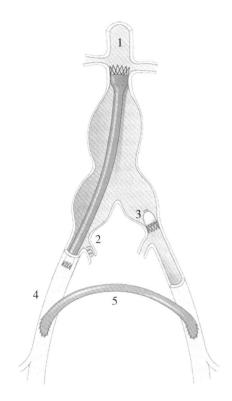

图7.6 利用主动脉-单侧髂动脉系统进行腔内治疗。用直筒型支架对瘤体进行隔绝，结扎同侧髂内动脉、对侧髂总动脉以防止血液向瘤腔内反流，然后做股-股动脉转流

　　腹主动脉瘤破裂的腔内治疗有两种常见手术方式，即主动脉-双髂动脉及主动脉-单侧髂动脉腔内修复术，其中主动脉-双髂动脉途径较为常用。主动脉-单侧髂动脉系统的优势在于同一尺寸的主体支架可以通过适当调整以满足不同患者的需求，从而降低了对于支架尺寸型号的要求。不论通过哪一种EVAR手段进行治疗，都应该做好随时进行开放手术的准备。首先进行股动脉穿刺或切开，置入7~9F血管鞘，将导丝置于胸主动脉远端。如果患者血流动力学不稳定，注意将普通导丝置换为加硬导丝，以提供足够的支撑力供主动脉球囊的置入，此时可能需要换为12F血管鞘。行主动脉造影并测量近远端直径，判断能否继续行EVAR术，并选择合适尺寸的支架系统。此时，如果经过评估EVAR并不可行，可以将主动脉球囊继续留置体内以阻断血流，并进行剖腹术，如果评估后EVAR可行，则需要尽快准备好合适的动脉鞘及其他耗材。在这种情况下是否进行全身肝素化是有争议的，取决于患者的失血量、输血量及凝血功能。支架的释放基于器材的使用说明及操作者的临床经验，当主体释放完成后，应迅速撤出主动脉阻断球囊以恢复内脏器官的血液灌注。在选择远端锚定区位置及分体支架尺寸时，应当注意至少保留一侧髂内动脉的血液灌注以防止结肠缺血坏死。当需要在对侧髂动脉置入分体支架时，注意更换更大尺寸的血

管鞘。当使用主动脉－单侧髂动脉系统时，对侧髂动脉的阻断球囊可通过对侧股动脉置入，如果对侧髂总动脉已发生瘤样扩张，则需要同时阻断对侧的髂内及髂外动脉。操作结束后注意行主动脉造影确认支架释放位置良好，腹主动脉瘤已被完全隔绝。最后行股－股动脉转流以保证对侧肢体的血液灌注。

术后管理

术后应在 ICU 继续观察患者 1~2 d，直至其循环、呼吸及肾脏功能稳定。早期最常见的严重术后并发症为充血性心力衰竭、肾功能不全及缺血性结肠炎，尤其是患有冠心病的患者常因术前失血性休克、术中主动脉钳夹等原因发生以上并发症。心脏功能减退继发低血压的患者常需要升压对症治疗。此外，肾功能受损较为常见，术后大部分患者都可出现血肌酐及尿素氮水平升高，这与术前低血压、造影剂使用及系统性炎症反应有关，如果经积极药物治疗后肾功能仍无明显改善，可以考虑尽早行透析治疗。

腹主动脉瘤破裂合并失血性休克是缺血性结肠炎的高危因素，轻者仅表现为结直肠黏膜脱落，重者可发生透壁性肠壁坏死。当发生透壁肠坏死时常需要行结直肠切除术，这类患者往往术后死亡率显著升高。术中通过检测乙状结肠壁 pH 值及静脉注射造影剂以评估是否发生肠缺血，还应时刻注意保护肠系膜下动脉的血液灌注，以防止结肠缺血的发生。缺血性结肠炎将在第 12 章血管外科常见并发症中做详细讨论。腹腔内大量积血及积液可诱发腹腔间室综合征，导致低血压、循环衰竭及肾功能不全的发生，注意及时行剖腹减压术。膀胱内压力往往直接反映着腹腔内压力，因此可通过膀胱导管监测膀胱内压力，当超过 30 mmHg 时需警惕腹腔间室综合征。

结果和预后

腹主动脉瘤破裂开放手术后 30 天死亡率约为 30%~50%，这取决于患者术前是否存在其他合并症及失血性休克的严重程度。若患者未发生失血性休克，其死亡率约为 20%~25%，但发生休克的患者死亡率高达 60%~70%。研究表明，发生过心搏骤停的患者术后死亡率可达 100%，因此在决定治疗方案时应充分考虑手术风险的大小。与外科手术相比，血管腔内治疗可降低患者 30 天死亡率及并发症发生率。如果患者能够稳定度过开放手术后最初的一段恢复期，其长期预后往往较好，甚至优于腔内修复的患者。这种现象可能是由于一般状况较差的患者往往在发病后即死于动脉瘤破裂，而能够及时到医院就诊的患者多为一般状况较好的患者，其死亡风险更小。

主动脉瘤的常见类型

炎性动脉瘤

一些尚未发生先兆破裂或破裂的腹主动脉瘤也可伴有腹痛的症状，这是由于动脉瘤壁或动脉瘤周围组织发生炎症反应引起的，因此这种腹主动脉瘤可以被称为炎性腹主动脉瘤。在 CT 上可见动脉瘤壁明显增厚，其内可有造影剂填充（图 7.7）。目前有人认为增厚的腹主动脉瘤壁可以降低破裂的发生率，但事实上炎性腹主动脉瘤破裂的案例并不在少数。由于炎性腹主动脉瘤多伴有腹痛症状，因此从临床表现上很难将其与腹主动脉瘤破裂相鉴别。血沉（ESR）及 C 反应蛋白（CRP）升高可提示炎性腹主动脉瘤，但鉴别二者仍需要依靠 CT 检查。此外，炎症常常会侵犯周围组织（如十二指肠），因此经腹中线切口往往手术难度较大，而经腹膜后途经则更为理想。与开放手术相比，EVAR 可能更加适用于这种情况。

主动脉下腔静脉瘘

在少数情况下，腹主动脉瘤可侵蚀并破入右侧的下腔静脉，引起腹主动脉下腔静脉瘘（图 7.8）。腹部触诊可触及搏动性腹部包块伴明显震颤。由于动、静脉大量分流可导致急性心功能不全，而静脉高压及心力衰竭又可以导致下肢发绀，除此以外患者也可以发生肾功能损伤及血尿，只有在手术结扎瘘口后患

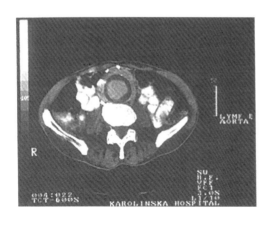

图 7.7　炎性腹主动脉瘤，CT 上可见增厚的动脉瘤壁

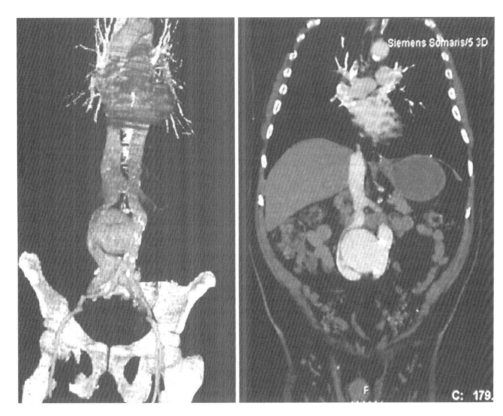

图 7.8　腹主动脉瘤及腹主动脉 – 下腔静脉瘘的 CT 表现

者的心力衰竭症状才能够得到有效缓解。在大多数情况下，术前都有充足的准备时间，术中可通过压迫下腔静脉近远端控制静脉出血，然后切开动脉瘤体并于动脉瘤内壁缝合瘘口。除了传统手术方法以外，现已有通过 EVAR 治疗主动脉下腔静脉瘘的报道。

胸腹主动脉瘤

少数动脉瘤可侵及肾上腹主动脉或胸腹主动脉，此时腹腔干、肠系膜上动脉及肾动脉均可受累。由于易出现脊髓、内脏及肾脏缺血等并发症，因此这种动脉瘤破裂的抢救尤为困难。如果在术前已明确患者动脉瘤侵犯的范围，则应及时联系有相应经验的临床医生协助手术。如果患者既往未发现腹主动脉瘤，在发生破裂时术者应及时按照前述各种措施控制近端瘤颈。除开放手术外，目前腔内治疗也可作为部分胸腹主动脉瘤破裂的急诊抢救措施之一。

感染性动脉瘤

主动脉壁上的粥样硬化斑块或动脉邻近组织的感染可继发主动脉感染，并导致动脉瘤形成。与其他类型的主动脉瘤不同，这种感染性主动脉瘤在形态上往往呈囊状，而非梭形（图7.9）。患者往往有发热、精神萎靡等病史，血沉及C反应蛋白可增高，而其他炎症指标多为正常。在众多病原体中，引起感染性动脉瘤的致病菌多为沙门菌。受累的主动脉壁局部可发生坏死，进而发生动脉壁破裂。感染性腹主动脉瘤破裂的急诊处理原则与其他类型腹主动脉瘤类似，但由于有发生移植物感染的可能，因此不建议在术中植入人工血管。如果在术中难以避免人工血管的使用，可以选择具有抗菌性的人工血管，局部应用抗生素以预防感染播散，术后需要长期抗感染治疗。

伦理学

救治腹主动脉瘤破裂患者时常常会遇到一些复杂的伦理问题，因此在面对

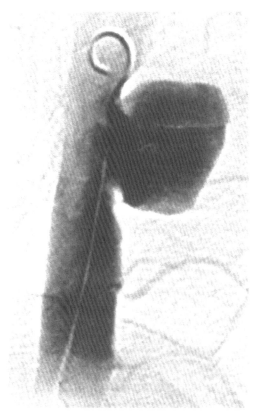

图7.9　感染性腹主动脉瘤呈囊袋状，周围的显微组织包绕形成囊壁，血液可经主动脉破口进入瘤腔

老年、患有严重精神疾病或者预期寿命较短的患者时，需要根据具体情况调整急诊治疗措施。此外，如果经评估开放手术的风险过大时，应考虑进行腔内治疗。当发生动脉瘤破裂时，治疗的风险 / 收益比将会完全不同。未经手术治疗的腹主动脉瘤破裂患者死亡率可达 100%，因此许多医生将急诊手术作为"孤注一掷"的手段，但应注意的是，如果预期手术成功率极低或者患者几乎没有救治希望时，应当避免行手术治疗。

腹主动脉瘤破裂往往发生于老年患者，其既往病史及近期的基本情况往往是未知的。如果在发病后发生心肌梗死、晕厥，或者心电图提示急性心肌缺血，这类患者的预后往往很差。举例来说，一例 80 岁患有老年痴呆、运动障碍、需要持续老年护理的患者，在发生腹主动脉瘤破裂后治疗的成功率极低，因此应当避免手术治疗而给予高质量的临终关怀。及时与家属沟通治疗措施是很重要的，但在很多情况下家属往往都不在场，因此医生需要在短时间内制订出治疗方案。不幸的是，虽然有无数的研究报告了各种危险因素的组合与生存之间的关系，但目前尚无能够准确预测患者预后的预测因子。

值得注意的是，高龄不应作为急诊手术的禁忌证，医生需要与患者家属共同决定是否进行手术治疗，当任一方存在疑虑时，都应该优先考虑尽力挽救患者的生命。

拓展阅读

Ali MM, Flahive J, Schanzer A, et al. In patients stratified by preoperative risk, endovascular repair of ruptured abdominal aortic aneurysms has a lower in-hospital mortality and morbidity than open repair. J Vasc Surg, 2015,61:1399–1407.

van Beek SC, Conijn AP, Koelemay MJ, et al. Editor's Choice—Endovascular aneurysm repair versus open repair for patients with a ruptured abdominal aortic aneurysm: a systematic review and meta-analysis of short-term survival. Eur J Vasc Endovasc Surg, 2014,47:593–602.

Bengtsson H, Bergquist D. Ruptured abdominal aortic aneurysm: a population-based study. J Vasc Surg, 1993,18:74–80.

Edwards ST, Schermerhorn ML, O'Malley AJ, et al. Comparative effectiveness of endovascular versus open repair of ruptured abdominal aortic aneurysm in the Medicare population. J Vasc Surg, 2014,59:575–582.

Gupta PK, Ramanan B, Engelbert TL, et al. A comparison of open surgery versus endovascular repair of unstable ruptured abdominal aortic aneurysms. J Vasc Surg, 2014,60:1439–1445.

Harris LM, Faggioli GL, Fiedler R, et al. Ruptured abdominal aortic aneurysms: factors affecting mortality rates. J Vasc Surg, 1991,14:812–820.

Johansson G, Swedenborg J. Ruptured abdominal aortic aneurysms: a study of incidence and mortality. Br J Surg, 1986,73:101–103.

Johnston KW. Ruptured abdominal aortic aneurysms: six-year follow-up of a multicenter prospective study. J Vasc Surg, 1994,19:888–900.

Kapma MR, Dijksman LM, Reimerink JJ, et al. Cost-effectiveness and cost-utility of endovascular versus open repair of ruptured abdominal aortic aneurysm in the Amsterdam Acute Aneurysm Trial. Br J Surg, 2014,101:208–215.

McPhee J, Eslami MH, Arous EJ, et al. Endovascular treatment of ruptured abdominal aortic aneurysms in the United States (2001—2006): a significant survival benefit over open repair is independently associated with increased institutional volume. J Vasc Surg, 2009,49:817–826.

von Meijenfeldt GC, Ultee KH, Eefting D, et al. Differences in mortality, risk factors, and complications after open and endovascular repair of ruptured abdominal aortic aneurysms. Eur J Vasc Endovasc Surg, 2014,47:479–486.

Ohki T, Veith FJ. Endovascular grafts and other image-guided catheter-based adjuncts to improve the treatment of ruptured aortoiliac aneurysms. Ann Surg, 2000, 232(4):466–479.

Ouriel K, Geary K, Green RM, et al. Factors determining survival after ruptured aortic aneurysm: the hospital, the surgeon, and the patient. J Vasc Surg, 1990, 12:28–33.

Park BD, Azefor N, Huang CC, et al. Trends in treatment of ruptured abdominal aortic aneurysm: impact of endovascular repair and implications for future care. J Am Coll Surg, 2013, 216:745–754.

Peppelenbosch N, Geelkerken RH, Soong C, et al. Endograft treatment of ruptured abdominal aortic aneurysms using the Talent aortouniiliac system: an international multicenter study. J Vasc Surg, 2006,43:1111–1123.

Reimerink JJ, Hoornweg LL, Vahl AC, et al. Endovascular repair versus open repair of ruptured abdominal aortic aneurysms: a multicenter randomized controlled trial. Ann Surg,2013, 258: 248–256.

Starnes BW, Mehta M, Veith FJ (eds). Ruptured abdominal aortic aneurysm: The definitive manual. Springer Nature, Cham, Switzerland, 2017.

（李伟明，刘建林　译）

第8章 急性主动脉夹层

要点提示

● 主动脉夹层被认为是"狡猾的伪装者"之一，因此任何疼痛伴新发脉搏短绌的疾病都应当被疑诊。

● A 型主动脉夹层累及胸升主动脉和主动脉弓，不累及主动脉远端；B 型主动脉夹层累及左锁骨下动脉开口到主动脉远端，不累及升主动脉。

● A 型夹层的治疗以手术为主。

● B 型夹层，如无严重出血、复杂器官或肢体缺血风险，多考虑内科保守治疗。

● 主动脉夹层早期需要有经验的血管外科或胸外科医生及时处理，尤其是 A 型夹层。

背 景

急性胸主动脉夹层是一种非常危重、高度致命的临床疾病。即使对最有经验的外科医生来说，该病的治疗也极具挑战性。大多数患者最初就诊于急诊科，急诊科的快速诊断和治疗过程至关重要，因此需要对处理这种复杂疾病有临床经验的内、外科医生都参与其中。

虽然临床常用"夹层动脉瘤"，但这一定义也是存在争议的，因为明显扩张和正常大小的主动脉都可以发生夹层，而且大多数急性夹层和动脉瘤的形成并不相关。然而，伴发动脉瘤却是慢性胸主动脉夹层常见的临床特征。

© Springer-Verlag GmbH Germany 2017

E. Wahlberg, J. Goldstone, *Emergency Vascular Surgery*, DOI 10.1007/978-3-662-54019-0_8

疾病的严重性

主动脉夹层的真实患病率和发病率尚不清楚,但来自美国的研究报告显示,每年每 1 000 000 人中就有 5~10 人患病, 这意味着美国每年有 10 000~25 000 例患者。美国和丹麦的总尸检记录中发现 0.2%~0.8% 存在夹层。急性主动脉夹层的数量接近, 甚至可能超过破裂的腹主动脉瘤的病例数量。男性的发病率是女性的 2~5 倍。升主动脉夹层发病年龄高峰为 50~60 岁, 胸降主动脉夹层的发病年龄稍大, 在 60~70 岁。

未经治疗的患者发病前 24h 内死亡率为 20%~50%, 前两周死亡率上升至75%。大多数患者在确诊后 3 个月内死亡。尽管内、外科治疗均有显著的发展, 但该病死亡率仍然居高不下。

急性夹层被认为是具有广泛临床症状和体征的 "狡猾的伪装者" 之一。在对疑似患者进行鉴别诊断时, 充分的认知和考量显得尤为重要。有近 40% 的患者是在尸检中发现的, 这更凸显了正确诊断的重要性。

定义和分类

主动脉夹层的特点是有两个或两个以上的血液流出道起源于同一处近端(通常)撕裂的内膜, 伴有远端中膜内血液充填, 创造了一个真腔和一个假腔。临床上与夹层类似的两种情况分别是壁内血肿和主动脉穿透性溃疡。壁内血肿是主动脉内膜局部出血不伴有内膜撕裂, 因此与主动脉腔并不相通。主动脉穿透性溃疡在内膜和内弹力膜有一个相关的功能缺失。以上两种情况都可以发生类似急性夹层的症状, 尽管它们的病程没有被很好地定义, 但它们都包含在急性主动脉综合征中, 当症状出现时, 治疗方法通常也类似夹层。

夹层可以按时限或解剖进行分类。在发病 14 d 内确诊被认为是急性夹层, 超过 14 d 则定义为慢性夹层。本章的重点为急性主动脉夹层。

解剖学分类方法有多种, 但最常用的是基于内膜撕裂位置的 Stanford 分类(图 8.1)。累及升主动脉或主动脉弓的夹层, 不论远端累及范围, 都被归类为 A 型。B 型夹层起源于胸主动脉远端到左锁骨下动脉的开口, 不累及升主动脉。A 型是最常见的类型, 约占所有主动脉夹层的 60%~70%。相比于 B 型(平均年龄 60~70 岁), A 型患者的年龄相对较小(平均年龄 50~60 岁)。DeBakey 的分类依据内膜撕裂口位置和远端扩张范围(Ⅰ、Ⅱ、Ⅲa、Ⅲb), 而 Crawford 的分类(Ⅰ~Ⅴ)则涉及包括慢性夹层在内的胸腹动脉瘤。Stanford 分类法的优势在于它简化了治疗决策: 所有的升主动脉夹层(A 型)都需要尽

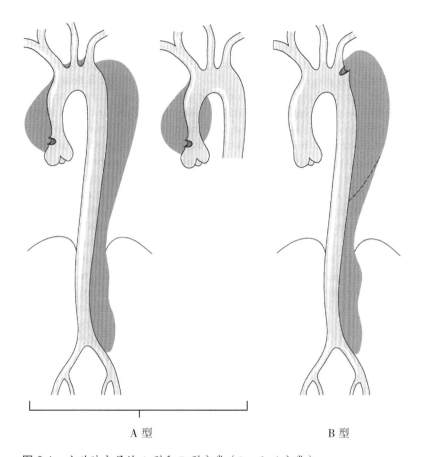

A 型　　　　　　　　　　　　　　B 型

图 8.1　主动脉夹层的 A 型和 B 型分类（Stanford 分类）

早手术治疗，而大多数 B 型夹层最初可采取非手术治疗。

> ▶ **注意**：在紧急情况下最实用的分类是简化的。
> · A 型——累及升主动脉和主动脉弓。
> · B 型——累及主动脉远端到左锁骨下动脉。

病因学

　　主动脉夹层通常与主动脉壁中膜的退行性病变相关。尽管疾病起始于内膜撕裂，但夹层是在血管中膜向远端撕裂。夹层撕裂范围变化较大，可以从几乎没有撕裂到沿整个主动脉长度范围内快速进展，这种变化主要和中膜的潜在状况及系统血压有关。许多众所周知的先天性结缔组织疾病可以导致血管中膜退行性病变，包括马方综合征、特纳综合征、勒斯－迪茨（Loeys-Dietz）综合征和埃勒斯－当洛（Ehlers-Danlos）综合征。囊性中层坏死是另一种易发生的情况，而且存在以上状况的某些患者已经确定存在特定的基因突变。动脉粥样硬化的作用仍存在争议。动脉粥样硬化和高血压在年龄较大的主动脉夹层患者中非常常见，一些研究者认为，溃疡性的动脉粥样硬化斑块通过内膜渗透进中膜为最初的启动机制。这可能是一个罕见的事件，也有一些研究者认为，主动脉壁的动脉粥样硬化改变可能是夹层向远端延伸的保护屏障。

除了中膜退行性病变，动脉高压是最重要的诱发因素，至少有 70% 的主动脉夹层患者存在动脉高压。值得注意的是，较年轻患者伴随剧烈运动而出现的突发性高血压也可能引起夹层。同样的，特别是在城市环境中，与可卡因应用相关的严重高血压也是引起急性夹层的一个常见原因。此外，在妊娠最后 3 个月，特别是在产程和分娩期间，与其相关的血液高动力性循环和激素变化对结缔组织的影响也是一个危险因素。尽管夹层在女性中不常见，但在 40 岁以下的女性夹层患者中，有 50% 发生在妊娠期间。

冠状动脉或血管疾病诊断和治疗过程中应用导管操作造成的医源性损伤也可以引起夹层，但这些夹层大多数是局限性的。在其他健康人群中，钝性胸部伤是另一个不常见的引起主动脉夹层的原因，但是由于这些较年轻的患者不存在血管中膜异常，而且主动脉结构正常，因此这些夹层都是比较局限的。

▶ **注意**：退行性的病变过程导致主动脉壁异常及高血压是主动脉夹层最重要的发病因素。

病理生理学

夹层的发病可以源于主动脉任何位置的内膜撕裂，A 型是最常见的（60%~70%），其内膜撕裂远端只在升主动脉窦管嵴。这一位置位于主动脉瓣连合的头部延伸区附近，这就解释了为什么主动脉瓣关闭不全是常见的并发症。这种内膜撕裂通常是横向的，其长度相当于主动脉周长的 50%~60%。撕裂的方向和波及的范围也因扩展的速度而变化。它可以造成两个管腔，分别为真腔和假腔，假腔被外膜包裹。分离两腔的内－中膜结构称为内膜瓣，这是一个动态变化的结构，它的移动取决于两腔内的血压和血流梯度。假腔通常比真腔要大。二次撕裂（开窗，再入口）通常发生在内膜瓣内，可造成两腔之间血液流通，并维持了假腔的通畅和血流。

通常情况下，A 型夹层呈正向撕裂，主要影响升主动脉较大曲率的右侧壁，但逆向撕裂也比较常见，这会使出血进入心包并引起心脏压塞的风险明显增加。

B 型夹层通常从左锁骨下动脉开口远端的胸降主动脉内膜开始撕裂。最常见的夹层形式是假腔在主动脉的后外侧成螺旋状，当其扩展至或超出了腹主动脉的内脏分支段时，则左肾动脉起源于假腔，而腹腔、肠系膜上动脉、右肾动脉起始于真腔（图 8.2）。B 型夹层约占全部主动脉夹层的 25%。这些患者通常年龄较大（平均 60~70 岁），且常伴有高血压和主动脉退行性病变。其他不常见的初始撕裂部位包括主动脉弓和腹主动脉，前者约占全部夹层患者的 10%，后者约占 2%。如前所述，无论是 A 型还是 B 型夹层，都可以呈螺旋模式逆向或正向扩展，具体类型可以通过横断面成像鉴别。

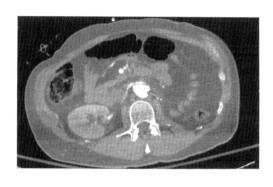

图 8.2 中腹部增强 CT 扫描显示右肾动脉血供起源于真腔（上方箭头所示），假腔管径更大，未见左肾动脉显像（下方箭头所示）

破裂是急性主动脉夹层患者死亡最常见的原因。破裂通常发生在最初内膜撕裂处附近。因此，A 型夹层通常会破裂至心包而引起心脏压塞。与主动脉瓣连接处关联密切的夹层可引起主动脉瓣闭合处脱垂，从而导致急性瓣膜反流。此外，夹层扩展至主动脉根部也可能会累及冠状动脉，导致心肌缺血或梗死。

主动脉弓夹层破裂会导致纵隔出血，B 型夹层通常会破裂至左侧胸膜腔，而右侧相对少见。

当夹层沿着主动脉扩展时，将连续累及大脑、肢体及脏器的分支动脉，由这些血管供血的血管网也会出现潜在缺血。主要有 3 种基本机制（图 8.3）：夹层瓣可以脱垂至血管开口，因此漏出的血流或假腔可能会压迫真腔本身从而导致远端血流减少。真腔和假腔之间血压和血流差异的变化或其他因素可以引起夹层瓣移动，因此被称为动态阻塞。这一机制有助于解释急性主动脉夹层早期临床检查和器官功能的常见波动。另一种血管阻塞的机制是静态阻塞，当夹层远端扩展时压迫或剪切分支内膜或直接扩展至分支时出现。静态阻塞较动态少见，对血流动力学的波动不敏感。因为胸降主动脉夹层主要累及主动脉左侧，因此左肾和左髂动脉比右侧的动脉更容易受到影响。25%~30% 的急性主动脉夹层患者可出现血管相关并发症，不同的血管闭塞可能产生多种多样的症状。当存在大脑、肢体或脏器缺血的证据时，就意味着可能存在主动脉重要分支的严重缺血。这对治疗和预后有重要意义。

▶ **注意：** 25%~30%的急性胸主动脉夹层患者会出现周围血管并发症。

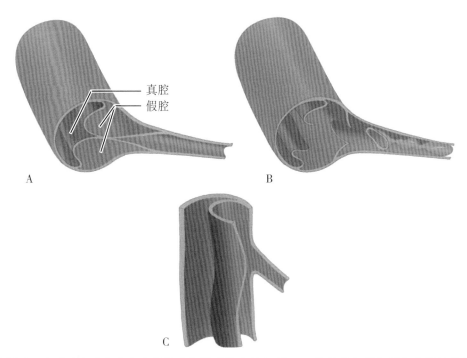

图 8.3 主动脉夹层中分支血管闭塞和器官缺血的机制。A.假腔扩大引起侧支血管的管腔压缩。B.分支血管的开口被夹层阻塞，内膜远端也被累及。C.内膜瓣的移动导致分支血管的动态阻塞

临床表现

病　史

主动脉夹层的病程和病变范围的差异性决定了患者症状和体征的多样性，这与很多内外科的急症类似。对于急性动脉闭塞的患者，以及可能涉及不相关器官的急性体征和症状时，医生们尤其要慎重考虑主动脉夹层的可能性。

疼痛是最常见的症状，超过90%的患者都会有疼痛的表现。疼痛通常突

然发作、严重且持续，常被形容为裂开或撕裂痛。由于疼痛与夹层的位置和远端扩展范围有关，所以疼痛可能会发生转移。升主动脉夹层会产生前胸痛，这种疼痛经常会放射到颈部和下颚，可能会引起吞咽困难。随着夹层向远端扩展或 B 型夹层，可出现肩胛骨区疼痛，其次是腰背部、腰椎和腹股沟区疼痛（图 8.4）。

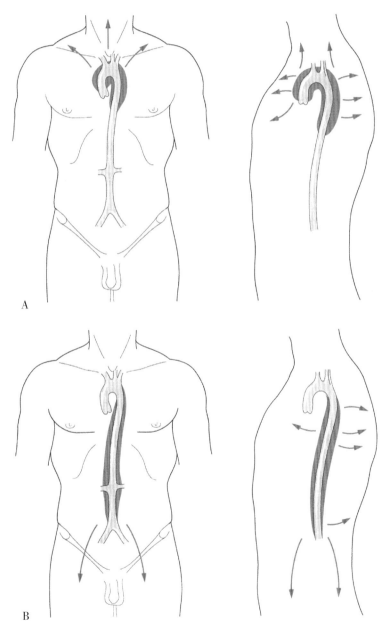

图 8.4　A. A 型夹层的放射性疼痛。疼痛通常可放射至颈部、前胸部和肩胛区。B. B 型夹层的放射性疼痛。疼痛最初在肩胛区，随着夹层的远端扩展，疼痛可放射至下背部和腹股沟区

在 20%~40% 的患者中，腹痛是唯一的疼痛表现，而且在内脏或肾缺血的患者中腹痛可能更加严重。如前所述，左肾动脉相较于右肾动脉更容易受到损伤，这就解释了为什么患者的既往病史中经常会出现类似输尿管绞痛的左侧腰痛。全面的病史应该包括有关高血压、心脏和周围血管疾病、家庭成员的结缔组织异常、剧烈运动，以及非法药物的使用等情况。

主动脉夹层伴发器官血流灌注不足的继发性影响可能产生以下持续或波动的症状：

· 脑缺血：卒中，意识丧失，局灶性神经系统症状。

· 心肌缺血：心绞痛和急性充血性心力衰竭。

· 脊髓缺血：下肢轻瘫或截瘫。

· 内脏缺血：严重腹痛（见第 6 章中典型症状的其他详细描述）

· 肾脏缺血：腰痛，血尿，尿量减少。

· 肢体缺血：无脉，剧烈疼痛，肢体冰凉，运动和（或）感觉功能障碍（见第 10 章）。

主动脉夹层临床症候群范围较广，可表现为单一症状或者不同症状和严重程度的组合。这预示着明确夹层的诊断比较艰难，尤其是在没有严重胸痛的情况下。同时，这也提示我们最初从所有患者中获得全面的病史和体格检查资料非常重要。表 8.1 包含部分可能的诊断。

表 8.1　主动脉夹层鉴别诊断

可能的鉴别诊断	
冠状动脉缺血	肾感染或肾结石
心肌梗死	心包炎
不伴夹层的主动脉反流	胆囊疾病
伴夹层的主动脉瘤	肺栓塞
肌肉骨骼痛	卒中
纵隔肿瘤或囊肿	不伴夹层的脏器或下肢缺血

▶ **注意**：任何突发疼痛的急性病例都应该考虑到胸主动脉夹层的可能性，尤其是具有器官或肢体缺血体征和症状的情况。

体格检查

完整和反复的体格检查对于诊断和治疗疑似或确诊的急性主动脉夹层患者至关重要，因为该疾病是一个动态变化的过程，并会影响多个器官。患者可能会出现面色苍白、躁动不安，以及周围血流灌注不足但血压高的矛盾表现。80% 的住院患者都伴有高血压。血压升高可能是由先前存在的高血压加重或者剧烈疼痛引起儿茶酚胺水平升高，或者肾动脉或胸、腹主动脉闭塞引起。

20% 的患者有低血压，通常继发于主动脉破裂、心脏压塞或主动脉关闭不全引起的急性充血性心力衰竭。另一种可能是继发于一支或两支夹层引起的锁骨下动脉闭塞造成的假性低血压。详细的胸部听诊非常重要，主动脉反流可能会产生心脏杂音，而心脏持续杂音可能意味着夹层破裂进入右心房。更微小的发现可能包括由于舒张末期心室压力升高而导致的第一心音减弱，或者可能是 S3 奔马律。心包摩擦音提示血液漏入心包腔，同时伴发颈静脉扩张。肺部听诊可能会发现肺水肿、胸腔积液或血液积聚。

30%~60% 的患者会发生周围血管并发症，需要对这些患者所有外周脉搏和两臂的血压进行必要的全面检查。脉搏减弱和血压差异是主动脉分支闭塞的重要指标，也是肢体和器官血流灌注不足的标志。夹层是一个动态过程，夹层瓣可因为真假腔之间血压梯度的改变而发生移动，自然形成的出口（再入口点）可以重新进入真腔内，这是多达 1/3 的患者会出现脉搏自动消失或再次出现的原因，所以需要再次强调频繁复查脉搏的重要性。

与之类似，完整、反复的神经学检查也是至关重要的。意识丧失是 A 型夹层患者更为常见的临床症状，但在颈动脉或椎动脉闭塞时也会出现局部感觉或运动障碍。霍纳综合征也有可能发生。

下肢瘫痪可能是由于脊髓主要供血动脉（肋间动脉 T_8~L_1）被剪切或压迫，或者是胸腹主动脉闭塞引起的周围神经缺血所致。这两种机制的区别很重要，因为脊髓缺血的预后较差，但如果及时治疗周围神经缺血则预后要好得多。这两种情况的一个显著差异就是主动脉或髂动脉闭塞的患者会出现股动脉及远端搏动消失。单侧下肢缺血通常预示着单侧髂动脉闭塞，左侧较常见。无股动脉搏动表明广泛主动脉夹层达到或跨过了主动脉分叉处。这作为夹层最初的临床表现并不罕见。

诊　断

急性主动脉夹层经常会被误诊。据估计，只有不到 40% 因急性胸痛就诊的患者在最开始就被疑诊为真正准确的诊断。心电图（EKG）检查在急诊科时就应完成，分析心电图是否存在提示心包积液的低电压，或提示心肌缺血的 ST-T 波改变。基本的血和尿化验应包括全血计数、血清电解质和乳酸、转氨酶、肾功能检查（血液尿素氮、肌酐）、肌钙蛋白和凝血试验（凝血酶和部分凝血活酶时间）等。

轻度贫血很常见，而严重贫血则提示可能存在夹层破裂出血。白细胞上升至 10 000~15 000/mL 也很常见。溶血伴胆红素升高也常被报道。动脉血气分析和乳酸水平升高提示缺血组织的无氧代谢导致代谢性酸中毒，特别是肠道和骨骼肌。与体格检查一样，反复的血液检查在急性疾病发展过程中可能具有重要的诊断价值。尿液分析出现肉眼可见的血尿提示肾实质损伤。

胸部正、后、侧位 X 线片虽然诊断意义不大，但以下发现可能提示存在主动脉夹层：与胸降主动脉毗邻的异常阴影，主动脉瓣畸形，不规则的主动脉轮廓，主动脉阴影的锐度消失，主动脉直径扩大，主动脉钙化移位，邻近头臂干的密度异常，心脏影扩大，纵隔异常，食管、气管或支气管移位，以及胸腔积液。

由于这些特征都不具有诊断性，因此需要进行进一步的影像学检查。增强 CT 扫描应该是胸部 X 线检查后的首选检查方法。高分辨率的增强 CT 扫描是目前可用来诊断主动脉夹层最有效和最准确的方法，同时可以明确夹层类型及病变范围。高质量的 CT 扫描也能确定内膜撕裂和内膜（夹层）瓣的位置，如果使用对比剂，同时也可以明确主要的主动脉分支状态（图 8.2）。在 CT 横断面图像上可以清楚地看到真腔和假腔。由于运动伪影的存在，升主动脉夹层的内膜撕裂位置不易识别。一项重要研究表明，在 90% 的胸降主动脉夹层中，假腔比真腔大。由于夹层向远端扩展的范围变异很大，因此应行全主动脉成像。显然，肾功能会影响静脉内造影剂的安全使用剂量。多平面图像重建（CT 血管造影）对于了解复杂主动脉夹层的解剖非常有帮助，但结果可能无法立即获得，这时应快速启动相应的治疗。

MRI 也可以非常准确地提供关于入口撕裂部位、夹层范围和真 / 假腔血流差异的有效信息。然而，它没有 CT 检查方便，扫描时间更长，而且并不适用于那些情况不稳定或有金属植入物和心脏起搏器的患者。

超声心动图对急性胸痛患者的诊断评估也十分有帮助。经胸超声心动图

（TTE）可以在急诊科快速进行，诊断升主动脉夹层的准确率在 75%~90%，但对累及主动脉弓和胸降主动脉的夹层，其准确率要低得多。因此，TTE 阴性大致正常的超声心动图并不能排除主动脉夹层的诊断。经食道超声心动图（TEE）可以提供从主动脉根部到降主动脉远端的良好成像。它能更准确地观察内膜撕裂、真/假腔、主动脉反流和心包积液的存在及严重程度。它对远端升主动脉和主动脉弓的观察有局限性，但总体上被认为是最有价值的诊断方式之一。TTE 和 TEE 的灵敏度和特异度均接近 100%，但 TEE 检查需要患者在镇静状态下完成，紧急情况下可能无法使用。

主动脉造影检查结果是非常准确的，曾经一度被认为是诊断急性主动脉夹层的金标准。这是一种侵入性的检查方法，并不能识别血栓形成的假腔。CT 和其他成像方式的出现已经减少了主动脉造影作为诊断方式的必要性，但在 A 型和 B 型夹层的腔内治疗修复过程中，主动脉造影仍是常规使用的。

治　疗

初始治疗

在急诊室，一旦疑似为主动脉夹层的患者明确了临床诊断，就必须立即开始积极的治疗。治疗的目的包括：①稳定夹层；②防止破裂；③防止器官缺血。这些治疗目标主要通过降低收缩压和左心室射血力量（dP/dT），从而降低主动脉壁的血流动力学压力来实现。这就需要对强效静脉注射药物合理应用，并在严格的护理下进行密切监测。降低血压的同时必须保证可以维持椎动脉、冠状动脉、肾和其他内脏器官的充足血液灌注。通常目标收缩压为 100~110 mmHg，平均动脉压在 60~75 mmHg。

需要在急诊科完成的治疗步骤包括：①建立一条或两条大口径静脉通路，给予抗高血压药物、止痛药物及补液治疗。② EKG。③胸部 X 线检查。④血液检查和尿液分析（如上所述）。⑤给予面罩或鼻管吸氧。⑥通过静脉给予强镇痛剂，如吗啡 5~10 mg。⑦插入动脉导管进行血压监测。⑧插入尿管监测尿量。⑨监测静脉药物降血压方案的效果。

推荐的药物治疗方案是 β 受体阻滞剂、钙离子通道阻滞剂和直接扩血管药物。肾灌注不良的患者推荐使用血管紧张素转换酶抑制剂（ACEI）。除心力衰竭、心律失常、房室传导阻滞、支气管痉挛性疾病和低血压患者外，几乎所有患者都推荐使用 β 受体阻滞剂。急性夹层发展过程中出现低血压应考虑破裂和心脏压塞的可能。

在药物选择上可以有部分变化，但初始治疗应该包括 β 受体阻滞剂。可以每 3~5 min 给予 1 mg 普萘洛尔，直到患者的血压和心率控制到目标水平（最高给药剂量可达 0.15 mg/kg）。随后每 4~6 h 给予 2~6 mg 静脉推注维持治疗。艾司洛尔和拉贝洛尔也是很好的替代药物。治疗时通常需要应用多种降血压药物。直接扩张血管的药物，如硝普钠，可以在 β 受体阻滞剂达到最大效应后给予，通常以 20 µg/min 开始，必要时最大剂量可调至 800 µg/min。在血压和疼痛得到很好的控制之前应密切监测患者情况。疼痛控制在治疗中非常重要，这不仅仅是考虑到患者的感受，也是因为疼痛会导致血压进一步升高，并且疼痛还是夹层进展的指征，夹层的进展可能导致组织缺血的发生。

▶ **注意**：药物治疗的主要目标是收缩压降低至 100~110 mmHg。在药物治疗的过程中，必须经常对患者进行评估，以便于及时了解夹层出现的新并发症。

手术治疗

A 型夹层如果仅靠药物保守治疗，其死亡率极高（60%），因此，所有 A 型夹层都应考虑急诊开放手术治疗，除非有严重的手术禁忌，如高龄、脑卒中、严重衰弱或终末期疾病。伴逆向扩展累及主动脉弓的降主动脉 B 型夹层也是急诊手术治疗的指征。开放性手术治疗包括升主动脉支架植入及切除和（或）修复远端内膜瓣。当出现严重的主动脉反流时，必须修复或置换主动脉瓣膜，这就必然需要心胸外科手术和心肺转流术。当 A 型夹层向远端扩展，并伴有持续真腔狭窄、器官缺血和支架无法消除的假腔时，通常需要将支架通过开放手术或血管腔内技术延伸至胸主动脉，这种术式被称为"象鼻干"术，可以促进撕裂的胸降主动脉的修复。在临床上已经可以实现应用开窗带分支支架（非分支支架联合烟囱技术或者潜望镜技术及主动脉分支动脉转流术）修复升主动脉及主动脉弓部夹层。这些先进的治疗手段目前只有为数不多的有经验的医疗中心和医生团队掌握，但早期的临床应用结果较好，而且随着支架置入技术的发展，我们有理由相信这种治疗手段会越来越多地被应用。

B 型夹层

B 型夹层的死亡率显著低于 A 型，单靠药物治疗的合并症和死亡率均低于开放性手术治疗。因此，急性单纯性 B 型主动脉夹层的治疗应首选药物治疗。上述初始的治疗后应该继续加强血压和疼痛的控制。正如前文所强调的，夹层的病程是动态变化的，药物治疗的同时必须密切监测其并发症。这通常需要频繁的实验室检查和反复的 CT 扫描，来评估其生理和解剖形态的变化。对于复杂的主动脉夹层，应考虑开放手术或血管腔内介入治疗，例如：主动脉破裂（最常见的死亡原因）；持续增加的主动脉周围或胸膜腔积血，提示动脉瘤渗漏；主动脉直径快速扩大；不可控制的高血压；最佳药物治疗也无法缓解的持续疼痛；脑、脊髓、腹腔脏器或肢体的血液灌注不良性缺血。

药物治疗急性单纯性 B 型夹层的 30 天死亡率约为 10%，但当截瘫或者肾、内脏或肢体相关并发症出现时，其死亡率至少增加至 25%。

无论是开放手术还是血管腔内治疗，其目的都是相同的：防止破裂，恢复内脏和肢体的血流灌注。最常见的破裂部位是在最初的内膜撕裂处，所以在大多数情况下，至少胸降主动脉的上半部分必须用人工血管代替或用支架覆盖。由于主动脉夹层血管壁的脆弱和易碎性，在急性期进行人工血管移植或支架植入是有风险的，但在必须手术的情况下，应限制主动脉替换的长度，以避免阻断脊髓的血供。在需要恢复下肢或腹部脏器血流灌注时，腹部开窗术式手术有时是必要的。尽管文献报道的结果差异很大，但总体上急性 B 型主动脉夹层开放性手术的死亡和永久性脊髓损伤的发生率在 14%~67%。

血管腔内治疗

血管腔内治疗已经成为退行性胸主动脉瘤的标准治疗方式。腔内治疗已经推广应用到急性和慢性夹层的治疗，并且在世界范围内已经积累了大量临床经验。胸主动脉支架置入可以覆盖内膜撕裂位置，修复塌陷的真腔，并且可以隔绝假腔来防止夹层的破裂（图 8.5）。如图 8.3 所示，许多主动脉分支的开口被假腔和夹层瓣阻塞，通过隔绝假腔来修复真腔可以恢复主动脉分支的血流。其他的手术操作，包括选择性支架置入，常需要开通那些初次支架置入未能恢复血流的分支动脉。对 A 型主动脉夹层患者来说，近端夹层修复后远端主动脉分支缺血仍存在时可能也需要第二步的手术操作。最近的一个队列研究报道表明，37.5% 的患者会发生这种情况。急性主动脉夹层合并分支缺血的治疗是非常复杂和具有挑战性的，在拥有技术熟练的医生、必要的设备和良好的后勤支持的医疗机构中才能最好的救治。

在无主动脉分支缺血或破裂的情况下，急性 B 型主动脉夹层腔内治疗的时机极具争议。许多行业领先的权威机构提倡早期行支架修复，防止后期动脉瘤的形成，大约40%的患者在5年内形成动脉瘤并随后破裂。要解决这个问题，还需要进行更多的长期随访研究。

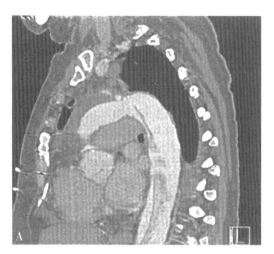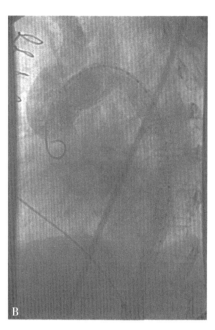

图8.5　A.重建后的CT扫描显示一例B型主动脉夹层，其开口位置在降主动脉第一段，该患者此前曾因A型夹层行主动脉弓及头臂干动脉修复。前方的主动脉真腔被严重挤压引起主要内脏动脉分支的阻塞导致内脏缺血。B.在降主动脉夹层开口处放置覆膜支架后，术中主动脉造影证实血流进入主动脉真腔，并且所有动脉分支血流恢复

结果和预后

有研究报道，急性A型主动脉夹层在第1个24~48h的死亡率为每小时1%~2%，因此，几乎所有患者都需要急诊手术治疗。尽管A型夹层的手术死亡率在过去几年有所改善，但死亡率仍在10%~22%。

急性单纯性B型主动脉夹层的药物治疗效果较好，死亡率在8%~10%，远低于开放式手术治疗的死亡率（25%~35%）。然而，只有40%的人可以在未来6年内不需要继续治疗而存活。腔内治疗的效果（死亡率12%~14%）与药物治疗相似，但后期随访显示腔内治疗组主动脉重构和假腔塌陷的发生率明显升高。当夹层伴有截瘫或主要的主动脉分支阻塞时，死亡率持续增高，但腔内治疗可以明显改善预后，许多研究报道早期死亡率在12%~21%。在最近一

份来自国际主动脉夹层登记平台（International Registry of Aortic Dissesction）的研究报道中，纳入的 1995—2013 年的 4428 例患者中存在两种趋势：手术治疗的增加与 A 型夹层的死亡率下降明显相关；血管腔内治疗在 B 型夹层中的应用有所增加。虽然腔内治疗组的院内死亡率没有明显改善，但其他研究显示其在防止主动脉相关并发症方面有更好的长期效果。在未来的几年内，随着医生经验和技能的提高及血管腔内治疗技术的发展，所有主动脉夹层腔内治疗的比例都可能会有明显的升高。

拓展阅读

Coady MA, Ikonomidis JS, Cheung AT, et al. Surgical Management of descending thoracic aortic disease: open and endovascular approaches. A Scientific Statement from the American Heart Association. Circulation, 2010, 121:2780–2804.

Hagan PG, Nienaber CA, Isselbacher EM, et al. The International registry of Acute Aortic Dissection (IRAD)—New insights into an old disease. JAMA,2000,283:897–903.

Meszaros J, Monocz J, Szlavi J, et al. Epidemiology and clinicopathology of aortic dissection. Chest,2000, 117:1271–1278.

Pape LA, Awais M, Woznicki EM, et al. Presentation, Diagnosis and outcomes of acute aortic dissection.Seventeen-year trends from the International registry of Aortic Dissection. JACC, 2015,66:350–358.

Roselli EE, Idrees J, Greenberg RK,et al. Endovascular stent grafting for ascending aortic repair in high risk patients. J Thor Cardiovasc Surg,2015,149:144–151.

Trimarchi S, Nienaber CA, Rampoldi V, et al. Rate and results of surgery in acute type B aortic dissection: insights from the international registry of aortic dissection (IRAD). Circulation, 2006, 114:1357–1364.

Yeh YH, Su YJ, Liu CH. Acute Aortic Dissection (AAD) in the elderly. Arch Gerontol Geriatr, 2013, 57:78–80.

（唐亚楠，刘建林　译）

第 9 章　下肢血管损伤

要点提示

- 大出血可通过手动压迫止血。
- 四肢骨折时，应对血管损伤予以特别的关注。
- 细致、反复的临床检查可以发现大多数血管损伤。
- 对于有大量出血病史的患者，探查前应于近端限制血流。

背　景

简　介

四肢血管的血管损伤常由暴力行为或事故引起。随着血管内手术的数量不断攀升，医源性损伤越来越多地成为下肢血管损伤的一个原因。血管损伤可能引发致命的大出血，但更常见的后果是远端缺血。钝性伤和贯通伤均可引起缺血。对于多处伤的患者来说，要从众多的损伤中识别出血管损伤难度较大，它有可能被其他更明显的损伤掩盖，因此存在漏诊的风险。表 9.1 中列出了几个常合并骨科损伤和血管损伤的部位，应引起外科医生的关注。这类下肢多发伤，也带来了各种治疗时处理的次序问题。

问题的级别

有关下肢血管损伤实际发生率的数据难以收集。不同国家的血管损伤发生率各不相同，城乡之间亦有差异。在枪伤高发的地区，这一数字往往更高。在

© Springer-Verlag GmbH Germany 2017

E. Wahlberg, J. Goldstone, *Emergency Vascular Surgery*, DOI 10.1007/978-3-662-54019-0_9

表 9.1　合并骨科损伤和血管损伤的常见部位

骨科创伤	血管损伤
股骨干骨折	股浅动脉
膝关节脱位	腘动脉
锁骨骨折	锁骨下动脉
肩关节脱位	腋动脉
肱骨髁上骨折	肱动脉
肘关节脱位	肱动脉

欧洲的大部分研究中，钝性伤和贯通伤的发生率相近，而美国的贯通伤更常见。所有的血管损伤中，大约 75% 位于四肢，超过 50% 位于下肢。医源性损伤的实际发生率尚不清楚。

病因学与病理生理学

贯通伤

贯通性血管损伤是由刺伤、切割伤、枪击等因素造成的，而骨折时锐利的骨片穿透血管壁也是贯通性血管损伤的一大成因。枪击是通过直接损伤动脉造成大出血，高速运动的子弹带来的空化效应造成严重的软组织损伤及继发的动脉损伤。事实上，所有类型的贯通伤之后，都可继发出血和伴有缺血的钝性动脉损伤。锐器损伤和血管部分横断后的出血常导致大量失血。由钝性损伤引起的完全撕脱伤，使血管很容易收缩、痉挛，形成血栓，这使大出血的风险减轻了不少。医源性损伤通常由导管术、手术切割等造成。

▶ **注意**：贯通伤既可造成大出血，也可引发缺血。

钝性伤

钝性血管损伤通常由机动车事故等造成，后果包括血栓形成和受伤血管远端缺血。血管的中层和内层很容易发生分离，而血流会进一步加重这种情况，造成管腔堵塞。钝性伤也可引发血栓形成，此种类型的血管损伤在动脉过度拉伸的情况下特别常见，如膝关节脱位及上臂骨折等。血管挫伤亦可引起血管壁出血，这种原因造成的血栓形成和缺血可在损伤发生几个小时后出现。钝性损伤后的动脉管腔狭窄通常并不是由痉挛引起，因此不算病因的一部分。

病理生理学

四肢血管损伤后发生的最重要的病理生理问题就是缺血。这一过程和栓塞导致的急性下肢缺血是一致的（见第 10 章）。要通过下肢损伤的诸多临床表现诊断下肢缺血很难，因此下肢远端发生的不可逆性损伤并不罕见。要时刻牢记急性下肢缺血的时间窗，在永久性损伤发生前有 4~6 h 的时间窗，这一标准对下肢损伤也同样适用。

▶ **注意：** 若下肢血供超过 6 h 仍未恢复，可发生不可逆的组织损伤。

首次检查中漏诊的血管损伤，可能会进一步发展成假性动脉瘤或动静脉瘘。假性动脉瘤是一个持续有血流充盈其中的血肿，随着时间推移还可能进一步增大，引发局部症状，甚至破裂。当一条动脉血管与邻近的静脉血管同时受损时，有可能发展为动静脉瘘。动静脉瘘进一步扩大，甚至可能增加心脏负荷，进而引发心力衰竭。

临床表现

病　史

多数伴有大血管损伤的患者，都会表现出具备一条或几条血管损伤的"硬体征"（表 9.2），所以并不难诊断。对贯通伤患者来说，在抵达急诊时无活动性出血的，大多没有休克，这通常是因为出血在事发现场已得到控制。贯通伤患者出现休克，通常意味着出血还在持续。不论如何，明确损伤是如何发生的很重要，相关信息可以用来评估血管损伤的状况，并协助后续治疗。

表 9.2　血管损伤的体征

硬体征	软体征
活动性出血	严重出血的病史
血肿（大的、有搏动、不断扩大）	小血肿
远端缺血（"6P"）	毗邻神经受损
血管杂音	伤口离血管的距离
	无法解释的休克

"6P"指的是疼痛（pain）、脸色苍白（pallor）、瘫痪（paralysis）、脉搏消失（pulselessness）、麻木感（parasthesia）、体温不能维持（poikilothermia）

除询问患者本人以外，还可以通过医疗档案及其留陪人采集背景信息。花几分钟重建受伤时的情形是很有价值的，例如，贯通伤发生后有大量鲜血涌出，这样的病史提示严重的动脉损伤。静脉出血通常被描述为暗红色血液。在高冲击力的事故中，严重血管损伤的风险大大增加。

除了评估重大创伤的风险外，还应当估算失血量，以便后续的补充血容量治疗。获知受伤的具体时间，有助于判断在不可逆的缺血损伤发生前还剩多少时间。缺血的时长会影响多发伤患者的治疗优先级，流失的时间也会影响缺血的症状表现。例如，受伤一开始患者感受到的巨大痛感会随着时间减轻，这是因为发生了缺血性神经损伤。即使是严重的内出血，也可能在受伤后的短时间内没有明显的临床表现。

有关患者合并的其他疾病和用药信息也有颇多助益，例如，β 受体阻滞剂可以消除低容量血症患者心动过快的症状。

临床体征和症状

对多发伤患者来说，体格检查在首要和次要的检查结束后进行，重点关注有无严重的血管损伤。检查应全面彻底，特别注意远端缺血的体征。内容包括受伤区域的视诊和听诊、双腿脉搏的触诊、皮肤温度的评估、运动功能和感觉功能。表 9.2 列出了经典的硬体征，出现一个或多个上述体征时提示大血管受损，应立即修复。软体征一经发现，应提醒检查者关注大血管受伤的可能性，但明确诊断还需要进一步的检查。表 9.2 的表注中将远端缺血的体征总结为 "6P"（见第 10 章），提示血管损伤。

▶ **注意**：体格检查时一定要测量踝压。

急性下肢缺血的血管检查原则对血管损伤同样适用，但部分细节需要强调。下肢血管损伤多发生在年轻人身上，因此通常假定患者在受伤之前血管检查结果是正常的。可触及的脉搏并不能排除血管损伤，25% 须接受手术治疗的动脉损伤患者，一开始是可以触及脉搏的。这是因为脉搏波动可以通过软性血栓进行传播。即使存在内膜瓣形成和小血管壁狭窄等情况，脉搏一开始也可以触及，随后会引起血栓形成，阻塞血管。应通过测量踝压和计算踝臂指数（ABI），对脉搏触诊结果进行补充。如果 ABI<0.9，应怀疑动脉损伤的可能性。

休克患者的体格检查结果更难解读。从某些方面来说，血管损伤引起的远端缺血的检查结果和休克患者足部皮肤发生血管收缩时的表现相似，其区别在于血管受损时，受伤腿与未受伤腿会出现肤色苍白程度、脉搏和皮肤温度等方面的差异。在这种情况下，踝压的测量很有价值。还有很重要的一点，即在受伤区域听诊时发现血管杂音和震颤，提示可能有动静脉瘘的存在。

诊　断

在处理可疑的血管损伤方面，推荐的方法也在不断地改进：最初是强制性探查所有可疑的伤口（这是过去战争中的常规操作），后来是对大多数患者行血管造影，如今则是 CT 血管造影或其他更有针对性的手段。常规血管造影术后有发生并发症的风险，因此有必要选择更具针对性的方法。CT 血管造影现已成为许多医院进行初步创伤评估的手段。快速送医、体格检查、踝压测量、密切监控和重复检查等手段，使血管造影仅适用于部分患者和急需紧急探查的少数情况。

血管造影

若血管损伤的查体结果十分明确，则无须行血管造影。需要排查血管损伤的两个最常见的指征是：①体格检查未发现硬体征；②查体结果不明确但 ABI<0.9。血管造影检查多安排在钝性伤而非贯通伤后，这样做的原因是钝性伤会造成更严重的软组织损伤和神经损伤，使体格检查更加困难。在诊断明确的情况下，有时为了准确定位受伤血管，也可采用血管造影。一种可行的办法是行术中血管造影，相关技术见第 10 章和第 14 章。当受伤部位靠近腹股沟时有必要行对侧穿刺。

血管造影的目的是明确诊断，对阻塞、狭窄和内膜瓣等病灶进行准确定位。漏出血管的造影剂肉眼可见，这对术前制定手术路径也很有用。但是否有必要寻找内膜瓣这类微小的病灶，一直以来都存在争议。部分研究表明通过非手术方式处理这些微小病灶是安全、有效的。从另一方面来说，放置支架来处理这种微小病灶时，血管造影往往是第一步。猎枪常会造成多处血管损伤，不论临床体征与症状如何，都有必要行血管造影。血管造影后伴有并发症的风险非常低，但穿刺血管越小，风险越高。儿童发生并发症的风险相对较高，其中一个重要的原因是儿童活性良好的动脉很容易发生痉挛。

综上所述，并发症的风险并不足以影响血管造影的合理应用。有时候静脉造影也有它的价值——有些患者可以排除动脉损伤，但对于大静脉损伤并不可靠。例如，5%~10% 的腘静脉损伤案例并不伴有动脉损伤。

CT 血管造影

在诊断和定位下肢血管损伤方面，CT 血管造影与血管造影相比，更加安全有效、侵入性更小，且几乎所有医院都普及了该技术。CT 血管造影与常规血管造影相比有很多优点，如无须动脉插管，使相关的并发症得以避免。简单地说，CT 血管造影需要经上肢静脉推注造影剂，在一段时间的延迟后获取图像，处理图像后，很快就能看到血管。

几项回顾性研究评价了 CT 血管造影在诊断下肢动脉损伤方面的作用。一项囊括了 63 例疑似下肢损伤患者的研究中，将术前 CT 血管造影检查和术中所见与临床随访进行了比较。在全部 40 例 CT 扫描为阴性的患者中，术中未发现有临床意义的明显损伤；该研究中最常见的损伤是枪击和交通事故造成的伤害；40% 的受检患者发现有下肢骨折。另一项类似的研究包含 142 例钝性伤患者，他们的 CT 检查显示了相似的结果，灵敏度高达 98%。

CT 血管造影也并非完美。患者身体内的金属部件会干扰成像质量，造影剂肾病的发生率也并不比普通血管造影低。多发伤的患者，在经历了急诊科的首要和次要检查后，常常通过 CT 血管造影检查头、胸、腹、骨盆，以排除损伤。尽管对下肢进行二次检查有助于诊断，但额外的造影剂注射会增加肾病的风险。这是极不推荐的，也是本章在处置策略方面重点关注身体状况和 ABI 的原因。有时我们可以利用 CT 血管造影来处理初始检查的图像，当出现前面章节所述的血管造影指征时，这也不失为一个良好的替代方法。

多普勒超声

尽管多普勒超声作为一种非侵入性的检查方法，在血管疾病诊断方面很有优势，但用来诊断血管损伤还没有得到广泛接受。它依赖于操作者的技术，想在多发伤、下肢骨骼畸形、巨大血肿的患者身上穿过层层的夹板和敷料来评估血管状况十分困难。一些医院倾向于使用这种方法，相关指征和血管造影一样。多普勒常被用来诊断下肢血管损伤的晚期预后，包括动静脉瘘、假性动脉瘤和血肿。

管理和治疗

治疗前的管理

严重血管损伤

患者送入医院时尚未能止住的开放性大出血，应立即用手指或绷带加压止血。急诊科不应采取除此以外的措施来控制出血，夹闭止血的手段应在手术室进行。

按照医院的创伤处理原则诊察患者。对于大多数没有下肢明显血管损伤的患者，次要检查后评估血管状况。如果是多发伤伴有血管损伤的患者，则按照一般的创伤处理原则进行。当患者状况允许时，应及早开始治疗血管问题。表现出血管损伤硬体征而不合并其他问题的患者，应立即送往手术室。转移患者前应采取的措施包括：①给患者吸氧。②开始监控重要生命体征（心率、血压、呼吸、氧分压）。③放置至少一条大口径静脉通路。④开始输液。建议在输入右旋糖酐之前先给予患者 20 mL 的 Promiten，特别是针对远端缺血的患者。⑤抽血检查血红蛋白、红细胞比容、凝血酶原时间、活化部分凝血活酶时间、全血细胞计数、肌酐、钠、钾和血型。⑥获取知情同意。考虑给予抗生素和破伤风预防。⑦考虑给予镇痛药（静脉注射 5~10 mg 阿片类药物）。

轻微损伤

怀疑血管损伤时需测量 ABI。具有软体征且 ABI<0.9 的患者，一般需通过血管造影或 CT 血管造影来排除或确诊血管损伤。上述措施需尽快实施。在送患者去血管造影室之前，应考虑其他损伤的问题，讨论治疗的优先级。例如，下肢缺血应当优先于骨骼和软组织损伤，通过分流可以暂时恢复血流。

ABI>0.9 且查体正常的患者（几乎不考虑血管损伤）可在病房内监控病情。多次重复检查患者的临床状况很有必要，在入院的 4~6 h 内需每小时评估脉搏和 ABI。如果 ABI 降至 0.9 以下或脉搏消失，应进行血管造影。

血管造影的结果

若血管造影显示损伤区域近端的股动脉、腘动脉或至少两条小腿动脉发生动脉阻塞，应尽早实施手术恢复血流。要时刻牢记，一旦腘动脉发生阻塞，对远端灌注危害巨大，长时间缺血会增加截肢的风险。出现腘动脉阻塞的患者应立即送往手术室。目前有争议的是，单一开放的小腿动脉是否足以为伤腿提供灌注，以开展非手术治疗。一些报告发现，只要有一条腿的血管完好无损，在长期随访中，手术组和非手术组在截肢率和足部问题发生率方面并无差异。我们的建议是，如有超过一条小腿血管被阻断，应尝试恢复灌注。

如果患者合并有缺血症状或栓塞形成的体征，则应当对血管造影发现的内膜瓣、动脉轻度狭窄或小的假性动脉瘤（直径 <5 mm）进行治疗。此时血管内支架是替代手术的一个好办法。无症状且 ABI 正常的患者通常预后较好。这类

阻塞性动脉损伤进展平缓，晚期阻塞极为罕见。偶尔发生的假性动脉瘤由于后期的修复，通常会越长越大。

主动截肢

在大多数情况下，修复损伤血管是有必要的。对少数患者来说，主动截肢则是更好的选择，但这无疑是一个艰难的决定。如果患者的下肢损伤较重，或者缺血时间较长（>12 h）、查体表现为不可逆损伤（见第 10 章），主动截肢是优先的选择。还有一些特定的患者也可考虑主动截肢，如多发伤患者、合并其他严重疾病的患者、在受伤时下肢已瘫痪的患者。而严重的神经损伤、缺乏覆盖创面的软组织、缺血时间 >6 h 的患者适合主动截肢。

一些截肢评分系统对此可能会有帮助。在肢体损伤严重程度评分系统（MESS）中，一例患者年龄 >50 岁，持续低血压，下肢受过高能创伤，受伤后肢体远端无法活动、冰冷，则应当截肢。必须强调的是，对大多数患者来说，最好还是修复受伤的静脉和动脉。MESS 评分在第 3 章有详述。

手　术

对大多数患者来说，下肢血管损伤的手术治疗有一个特定的流程。首先，清洁好患者的身体，给予麻醉，准备手术。然后在近端控制血流。有时候，在前两步中，需要全程戴手套、手动压迫止血。近端控制后，采取措施进行远端控制，这一步通常在伤口探查的同时完成。最后，修复血管，用软组织覆盖创面。当患者还有其他亟待处理的损伤或下肢骨折需外科修复时，则最后一步可暂时推迟，通过一条绕过受伤区域的分流血管维持暂时的下肢远端灌注。

术前准备

将患者安置于允许 X 线照射的手术台上。若之前没有开展，应给予预防性抗感染治疗。把受伤的肢体清洁干净，脚放在一个透明的塑料袋里。应尽量扩大消毒的范围，因为切口在伤口近端远一点的地方，以便实现近端控制。对侧的腿也应当刷洗干净，放在一边，以备取移植血管用。伤腿的静脉系统应当尽量保全。如果患者陷入休克或出血难以控制，推荐延后麻醉直至手术开始前，以免失去肾上腺素活性，导致循环血压下降、出血增加。

▶ **注意**：实现近端控制最好的办法是在探查伤口之前，另做一个切口。

近端控制

部分患者的伤口位于股动/静脉近端，控制的办法是在右腹隐窝处做一个切口。通常髂动脉会从腹膜后暴露出来，得以保全。大腿后侧位于腘窝近端，该处损伤的近端控制是将股动脉及其腹股沟分支暴露出来。腘血管损伤的控制是通过在膝盖上方做一个中等大小的切口，暴露股浅动脉远端或腘动脉近端。这一操作并不难，相关标准可以参照"技术要点"。小腿血管损伤的流入控制是通过暴露膝盖下方的腘动脉来进行的。

当近端动脉暴露出来且受伤动脉没有活动性出血的时候，放置一个血管吊带，先不夹闭。如果出血活跃且持续不断，应立即予以夹闭。即使出血主要源自静脉，也应当尝试将其夹闭。动脉夹闭通常能有效地控制这种出血。另一种对近端股动/静脉、腘动/静脉和小腿血管进行近端控制的方法是使用压力袖带。将一个内有衬垫的压力袖带绕在腿上，它的宽度可根据下肢实际状况进行调整。在大腿后侧，20 cm 的压力袖带就很合适。压力袖带的下缘距离伤口至少要 10 cm，以便在有需要的时候延长切口。探查过程中如果伤口开始出血，可以对压力袖带进行充气加压。对远端损伤来说，这一方法往往十分奏效，且不会给患者增加伤口。

▶**注意：**对远端损伤来说，止血带阻塞是实施近端控制的好办法。

技术要点

下肢不同血管段的暴露

髂总或髂外动脉（图 9.1）

在腹股沟韧带上方 5 cm 平行于腹股沟韧带做一皮肤切口，该切口可使所有血管段从外髂骨暴露至主动脉分叉（图 9.1A）。

沿韧带方向切开肌肉，在全腹膜后剥离术中，应注意输尿管与血管在此处的交叉。注意避免损伤仅通过薄层组织与动脉隔开的髂静脉。通过台式固定自动保持牵开器（即马丁臂）帮助近端髂总动脉和主动脉分叉的暴露（图 9.1B）。

腹股沟股动脉（图 9.2）

做纵向皮肤切口，从腹股沟皮褶 1~2 cm 开始，沿动脉外侧切开，以避开腹股沟淋巴结。一个常见的错误是将切口开在远端，这通常意味着解剖发生在深动脉以下（图 9.2A）。

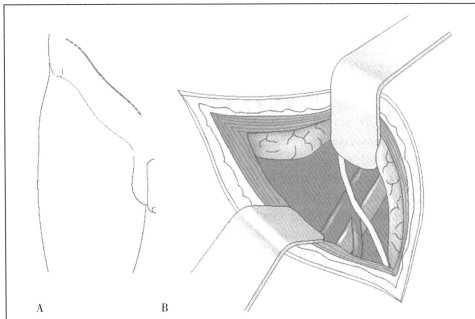

图 9.1　髂总动脉或髂外动脉的暴露。A.皮肤切口的位置；B.暴露的髂分叉。注意输尿管前面穿过动脉

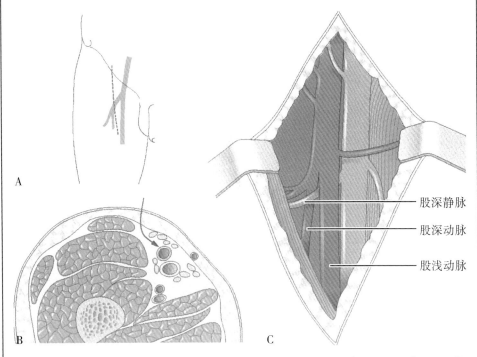

股深静脉

股深动脉

股浅动脉

图 9.2　股动脉在腹股沟中的暴露：A.皮肤切口；B.解剖平面的横切面；C.暴露的血管

　　手术继续进行，刀口直接向下至淋巴结外侧的筋膜，然后向内成90°角，到达可触诊的动脉上方。应注意避开淋巴结，以尽量减少感染和发生血肿的风险。切开筋膜，接近动脉的前面和侧面（图9.2B）。

　　在这个阶段，腹股沟股动脉及其分支的解剖关系尚未暴露清楚。用血管环包围暴露的动脉，轻轻抬起动脉（如第14章所述）。继续解剖，直到发现股浅动脉和股深动脉的分叉处，它的位置从腹股沟韧带下方一直向下到10 cm不等。在这一阶段，手术医生必须判断股骨的暴露程度和血管夹的松紧度是否足够。这通常是下肢损伤的近端控制情况。在急性缺血中，更常见的是需要暴露整个分叉（图9.2C）。

　　在持续解剖期间，必须注意控制重要的分支并防止医源性损伤。特别是股动脉背侧的旋髂动脉和股深动脉刚分叉后穿过股深动脉前方的股深静脉。为了使深层安全且良好地暴露于低于其第一分叉的水平，必须将该静脉分开并缝合。有时需要对腹股沟韧带进行部分离断以获得满意的暴露。

股浅动脉（图9.3）

　　沿着大腿中部缝匠肌的背侧做皮肤切口。重要的是避免大隐静脉受损，大隐静脉通常位于切口的后皮瓣中。根据需要可以拉长切口。在打开深筋膜并且缝匠肌向前缩回后，发现股动脉并且可以游离。有时需要对内收肌腱进行离断。

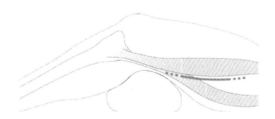

图9.3　用于暴露股浅动脉的切口

膝上腘动脉（图9.4）

　　将患者的膝盖支撑在无菌枕上。皮肤切口始于股骨内侧髁，沿缝匠肌前缘10~15 cm方向进行。在解剖筋膜时，注意保护大隐静脉和隐神经。纵向切开筋膜后，在缝匠肌和股薄肌的肌间沟中继续解剖，从而到达腘窝中的脂肪区（图9.4A）。

　　腘动脉与邻近的静脉和神经在没有肌肉进一步分离的情况下，较易在腘窝的前部发现和分离（图9.4B）。

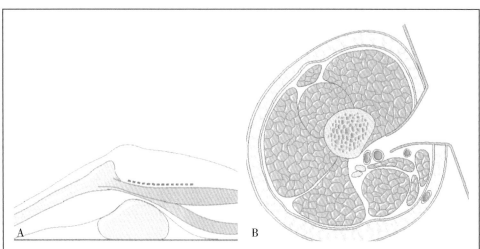

图 9.4　膝上腘动脉的暴露：A. 皮肤切口；B. 解剖平面的横切面

膝下腘动脉（图 9.5）

　　将无菌枕垫放置在股骨远端下方。切口位于胫骨内侧边缘后 1~2 cm 处，从胫骨结节开始，向远端延伸 10~12 cm。应将皮下脂肪和筋膜等组织明确分离，并小心长隐动脉（图 9.5A）。

　　将腓肠肌向后缩，达到腘窝。分离深筋膜，暴露动脉。在特定情况下，为了充分暴露，必要时可将鞍状肌切开。腘动脉通常位于神经的前方，与腘静脉紧密接触，并与伴行静脉交叉。如果需要暴露腘动脉的远端部分，则必须分开比目鱼肌，并与胫骨后缘部分分离（图 9.5B）。

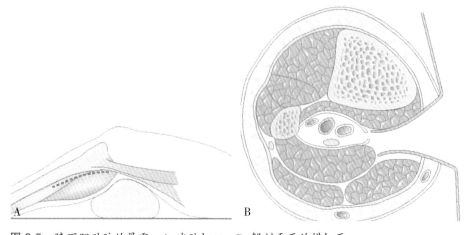

图 9.5　膝下腘动脉的暴露：A. 皮肤切口；B. 解剖平面的横切面

远程控制与探索

远端控制是指通过远端延伸的切口来探查受伤部位。通过该切口，在受伤区域远端的完整组织中仔细探查，通常会发现受损的动脉。当明确了损伤血管并发现是不完全横切时，可以围绕损伤位置放置一个血管环。当动脉被切断时，在动脉残端上夹一个血管夹。在探查受伤区域时也可以获得远端的控制，但是由于血肿、水肿和扭曲的解剖结构，探查往往比较困难。通常，远端动脉的出血较少，并且在手术解剖过程中不干扰视线。同时，发生于主干静脉的出血也必须加以控制，这可以通过球囊闭塞或夹紧来完成。应谨慎使用后者，以避免夹得过紧而影响恢复。

当获得远端控制时，探查伤口并确定血管损伤部位。最好的方法是跟随动脉近端向动脉暴露的远端控制。遇到任何异物都要清除。应在两个方向探查受伤的动脉，直到观察到正常的动脉管壁。修复时可能需要几厘米的血管，侧支可选用悬吊缝合法或小血管夹来控制（见第 14 章）。发生血栓时，通常动脉的血管壁上有血肿而使其呈深蓝色。在血管分流或修复之前，需清除这些部分并修剪血管边缘。对于穿透性损伤，必须切除血管壁的所有部位，以确保内膜在修复期间被封闭在缝合线内，之后可进行血管分流和修复。

最后，对伤口的其他部位也要进行探索，以切除所有失活的皮肤和肌肉组织。受伤的邻近小静脉应选择结扎，所有较大的静脉都必须修复，如股静脉和腘静脉。

分 流

如果血管损伤需要比简单缝合或端端吻合更广泛的修复，则推荐暂时插入分流管恢复远端灌注。分流能为患者提供血管重建所需的时间，包括从未受伤的腿收集静脉移植物或等待救治。当患者有其他需要注意的损伤或下肢骨折必须重新定位以获得合适长度的血管移植物时，血管分流术也很有必要。例如，对于骨折的患者，分流允许其重新定位和固定，而不增加缺血性损伤的风险。

新的血管重建很少能够承受骨折复位所需的拉力。当通过分流器恢复灌注时，外科医生有足够的时间仔细探查伤口和其他损伤。当进行其他操作，分流管用于远端灌注时，应保证至少每 30 min 检查一次肢体功能。血管分流的原理很简单，如果可以的话，使用专门设计的分流器。一个例子是 Pruitt-Inahara，大多数在两端都有用于闭塞的可充气球囊和带有旋塞的侧通道，通过旋塞可以测试分流器的功能（图 9.6，图 9.7）。侧孔还可注入肝素化溶液和荧光造影剂。额外的通道也可用于手术期间抽血。无须使用专门生产的分流器，任何类型的

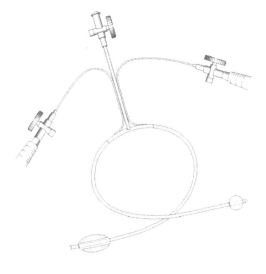

图 9.6　用于分流的特殊导管（Pruitt-Inahara 分流器）。分流器一端有一个较大的球囊，瞄准近端流入血管，另一端有一个较小的球囊安置在流出出血管中。通过带有旋塞的单独通道注射盐水来控制闭塞球囊。分流器也可以通过第三通道冲洗

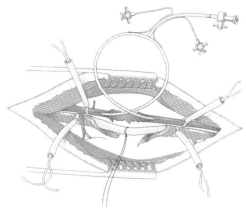

图 9.7　严重动脉和静脉损伤分流实例。动脉用 Pruitt-Inahara 分流器分流，其气囊用血管环固定。使用一个普通的橡胶管分流静脉，橡胶管也用血管环和缝合线固定

无菌塑料或橡胶管都可以。此外，根据动脉的内径确定管腔的尺寸是很重要的。将分流管切成合适的长度，并用手术刀和剪刀仔细修剪边缘，以避免插入时造成内膜损伤，将分流管定位并用血管环固定，从而消除动脉和分流管之间的空隙以控制出血。在分流器的中段附近可适当用缝合线来固定。同时分流伴随的静脉损伤，有利于避免肿胀并促进远端血流（至少对于股静脉和腘静脉）。

血管修复

虽然我们主张修复动脉和静脉，但不赞成在动脉前重建受伤的静脉。如果两者都可以在合理的时间范围内修复，我们建议首先进行最困难的重建。然而，如果动脉分流，则从静脉开始可能会有利于更快达到最佳流出量。由于修复后形成血栓的静脉段存在栓塞的潜在风险，一些血管外科医生建议将静脉结扎作

为一般原则。

▶ **注意**：由于延迟治疗的情况下会有很高的截肢风险，腘窝的栓塞应该被迅速处理。

动脉损伤

一般，应该修复所有受伤的动脉。有时，为了挽救患者的生命或当动脉中断不影响下肢血流时，可结扎受伤的血管。尽管为了挽救生命的情况非常罕见，但当这种情况真的发生时，作出结扎动脉的决定也是非常艰难的。作为补充，我们在表 9.3 中列出了结扎血管之后的截肢率。在近端血管中，只有股深动脉的非主要分支在结扎后无明显并发症。最后，安全起见，我们建议最少修补两条小腿动脉，但如果剩余的血管不是腓动脉，也可以留下两条中断。

在明确修复之前，外科医生必须确保流入和流出的血管保持开放且没有血栓。因此，选择性地使用 Fogarty 导管是一种明智的选择，第 10 章对该技术进行了描述。如果血液回流有问题，应用术中血管造影以确保流出道无血栓。第 14 章中提到的局部肝素化，是一种最常见的选择。而系统肝素化可用于没有其他损伤的伤口清创后持续出血风险较低的合适患者。如果足部外观或术中血管造影显示微栓塞，可按第 10 章所述的内容进行局部溶栓。

表 9.3　不同动脉结扎后的截肢率（主要来自历史文献）

结扎血管	截肢率
髂总动脉	54%
髂外动脉	47%
股总动脉	81%
股浅动脉	55%
腘动脉	73%

修复的目的是永久地恢复动脉的连续性而无狭窄或张力。从血管缝合到修补、插入或旁路移植重建等，损伤的类型决定了技术的选择。在第 14 章中描述的侧侧缝合适用于修复和修补小病灶。旁路技术超出了本书的范围，在其他血管外科书中可以找到详细的描述。

很多情况下血管修补需要移植物，只有极少数情况才能进行无张力的端端吻合。使用介入式移植物或旁路移植物来避免张力（包括极微小的张力），因为当术后下肢肿胀和运动将动脉末端拉得更远时，可能会发生吻合口破裂和移植物坏死，而由此产生的大出血甚至可能是致命的。

自体静脉是首选的移植材料。相比合成材料，静脉更具抗感染性，而且更加灵活，它可以通过伸长和舒张来调节血流要求的变化。对侧肢体的大隐静脉常作为移植的主要选择。如果下肢深静脉也受伤或疑似受伤时，绝不应使用伤侧下肢的大隐静脉。伴随深静脉阻塞的大隐静脉中断，将在几天内迅速导致下肢严重的远端肿胀和移植物阻塞。静脉可以在下肢的水平处采集，大隐静脉直径适合需要修复的动脉。如果可以的话，最好获得直径稍大于动脉的移植物。对于常见的股动脉病变，可能需要两根纵向开放的隐静脉，然后缝合在一起。一种选择是使用上肢静脉作为移植材料。如果静脉不可用，则膨化聚四氟乙烯（ePTFE）是第二选择，不作为首选的主要原因是术后移植物闭塞和感染的风险略高。

静脉损伤

多数静脉损伤是在伤口探查时暴露出来的。静脉结扎可能导致下肢肿胀，但很少引起缺血或截肢。另一方面，静脉结扎的唯一好处是快速控制出血和减少手术时间。因此，为了挽救危重患者的生命，主要静脉也可以选择性结扎。然而，如果可能的话，应该修复大多数的静脉，尤其是腘静脉和股总静脉。腓肠静脉结扎则无明显的并发症。对于合并伤的患者，应同时修复静脉和动脉，以提高重建动脉的功能。出血控制是通过手指、"草莓"或"花生"大小的止血棉球来压迫受伤部位近端和远端的静脉，或者使用血管夹。连续缝合是指缝合线几乎没有牵引，往往足以关闭刺伤。当静脉受到更广泛的损伤时，修补可能需要补片或插入移植物。与动脉一样，静脉修复最重要的是插入移植物和受损静脉口径的匹配。没有血液的静脉会发生塌陷，所以很容易低估它们的大小。总的来说，自体静脉移植优于合成材料。

结束手术

血管重建完成后，应检查远端灌注的改善情况。足部皮肤的灌注情况和可触及的动脉搏动，可以反映血供有无改善。如果对手术效果有所怀疑，应进行局部血管造影。一般来说，血管造影应从近端控制部位开始，以实现所有吻合的可视化。如果发现问题，必须重新进行血管重建，远端血栓的去除方法如前所述。虽然血管痉挛很罕见，不应该被认为是缺乏远端血流的常规解释，但注射 1~2 mL 罂粟碱到移植物内也可以排除其作为可疑的控制性血管造影的诱导因素。

血管修复术后，所有灭活的组织和异物都应被移除，以减少术后感染的风险。移植物和血管都应包被健康的组织，使机体逐渐适应并消化其中的可吸收缝线。对于有大量组织损失的损伤，可能无法完全覆盖移植体，这会增加术后吻合口坏死和破裂的风险，可以选择使用切割、部分皮肤移植或生物敷料来避免这种情况。特殊情况下可以选择通过健康组织构建旁路，从而避开外伤区，以尽量减少移植物感染和术后并发症的发生率。

血管腔内治疗

血管内治疗对下肢血管的血管损伤很有效果，因为它提供了一种实现近端控制、减少缺血时间和简化复杂程序的方法。系列病例报道指出，血管腔内治疗主要体现在髂动脉和股深动脉出血分支的栓塞术和股动脉撕裂的支架移植物控制上。另有文献还报道了腹股沟区假性动脉瘤和动静脉瘘的半选择性治疗。目前，没有描述腹股沟支架植入术后穿透肢体动脉损伤的大样本报道。因此，只在个别情况下考虑这些问题。对于很多有轻度血管损伤体征的患者，血管腔内治疗是一种选择，他们将接受 CT 血管造影来发现可能的轻微出血、假性动脉瘤、瘘管或内膜瓣等情况。将来，对于有下肢血管损伤硬体征的患者，可以考虑血管腔内修复，但这将取决于医院后勤和血管团队的配合。活动性出血的穿透性损伤患者可经近端动脉球囊闭塞以完成控制，然后转移到手术室进行损伤血管的修复。

术后管理

对于大多数血管手术，术后 24 h 内存在重建动脉出血和移植物血栓形成的较高风险。术后监测肢体灌注，在最初的 6 h 内至少每 30 min 监测一次灌注情况是极为重要的，包括检查足部皮肤和伤口，以及触诊脉搏。如果动脉搏动无法触及，则需要监测踝部动脉压。脉搏的消失或血压的急剧下降，甚至当移植物在临床影像或多普勒扫描中显影清楚时，都可能需要再手术。对于栓塞所引起的急性下肢缺血，也有可能出现骨筋膜室综合征，特别是当缺血症状持续时间较长时。因此有必要检查小腿肌肉群，以明确有无这种情况的发生。检查内容包括小腿肌肉的运动功能、紧张度和触诊。表 9.4 中列出的阳性指征常提示可能需要行筋膜切开术。

表 9.4 病史和临床指正常提示需要筋膜切开 [a]

严重缺血持续时间超过 4~6 h	灵敏度和（或）运动功能减退
术前休克	筋膜室压 > 30 mmHg
触诊时肌间室牢固 / 坚硬	损伤血管远端肢体疼痛

a：术后 3~5 个因素

对于多数患者而言，右旋糖酐和低分子量肝素的应用常可以避免术后血栓的发生。这对于动、静脉同时重建的患者尤为重要。而血管结扎的患者需要格外注意下肢肿胀的发生及处理措施。术前及术中抗生素一般要持续应用到手术后，卞青霉素和异恶唑青霉素常联合应用来对症治疗链球菌、梭状芽孢杆菌和葡萄球菌感染。

结果和预后

下肢孤立性血管损伤的死亡率非常低，大概在 0~3%。罕见的死亡病例多归因于感染和败血症，这强调了仔细组织清创和移植物覆盖的重要性。孤立性血管损伤的截肢率也很低。需要谨记的是重要的神经常位于血管周围，因此血管损伤常会伴有严重的神经损伤，甚至致残。血管在大多数情况下是保持通畅的，但血管重建时发生栓塞的概率却很大。尽管一些学者对血管修复是否不必要仍有争议，但我们深信血管修复可以提高血管移植的通畅率。骨折，特别是开放性骨折，合并血管损伤会造成一些不良结局。当骨折合并血管和神经损伤时，会增加截肢和二次截肢的发生率。一项长达 5.6 年的随访结果显示，首次截肢和二次截肢的发病率分别是 20% 和 52%。而在同一研究中，挽救肢体仍会导致 30% 的致残率，这归因于神经功能恢复不良。尽管我们知道腘血管损伤、血管损伤合并股骨骨折、血管修复时间延迟至发病 6 h 以后及休克患者的血管损伤均有较高的致残率，但实际临床结局并不像文献报道的那么悲观。对于多发伤患者，很难获得下肢血管损伤的临床研究数据。

筋膜切开术

当肌肉筋膜室压明显升高或存在增加压力的风险时，血管损伤远端的肌肉筋膜室筋膜切开术应与血管修复同时进行。表 9.4 列出了压力增加的指示因素。在"技术要点"中描述了用于减轻小腿 4 个筋膜室压的技术。

下肢的医源性血管损伤

医源性血管损伤既可以发生在外科手术操作中，也可以是腹股沟置管、经皮冠状动脉介入治疗和其他血管腔内手术的并发症之一，其中后者占主要部分。本书第 11 章中介绍了血管造影术后常见的假性动脉瘤和出血。

术中血管损伤也很常见。术中血管损伤的风险因手术类型而异。部分手术也更容易引起血管损伤（表 9.5），血管手术是最常与血管损伤相关的手术。术中血管损伤的可疑迹象是手术视野的急性弥漫性出血和难以维持全身血压。这可以通过在撑开器后面或腹主动脉瘤术中发生大出血来说明。当识别出血区域时，通过人工按压来止血。当怀疑出现大出血时，十分有必要寻求团队协助。严重的血管损伤可能会给外科医生巨大的压力并分散其注意力，以至于无法完成血管修复，而团队的协助则有助于医生完成血管修复。

技术要点

小腿筋膜切开术（两个切口）

内侧切口

一个 15~20 cm 长的皮肤切口，从小腿中点开始，向下平行于胫骨中缘的背侧 2~3 cm，用于减压深部和浅层后部肌肉区域（图 9.8）。避免损伤大隐静脉很重要。皮肤和皮下脂肪急剧分裂，到达筋膜。皮肤和皮下脂肪向前和向后整块推移暴露筋膜，以提供进入隔室的通道。然后在近侧方向打开，远端沿着比目鱼肌下的踝骨打开。在这个水平，比目鱼肌没有附着在胫骨上，腔隙变得更浅，更容易进入。通过同一皮肤切口，沿着浅表后部肌肉区的筋膜背侧切开 2~3 cm 并平行于前者。用长直剪刀在远端方向上连续切割筋膜，沿着整个筋膜向下直至踝骨上 5 cm 水平。

侧切口

用于肌肉侧群和前群筋膜的皮肤切口位于腓骨前方并与腓骨平行（图 9.9）。然而，侧群的背侧位置通常需要更广泛地移动皮下脂肪才能到达。腓浅神经位于筋膜下方，通过小腿远端筋膜的前端离开隔室（图 9.10）。为了保留神经，沿两个方向进行筋膜切开术时可以背向剪开。除非肿胀非常显著，用 2-0 Prolene 线皮下缝合以使伤口延迟愈合。在伤口两侧留下较长的缝线残端以便在术后第一天进行伤口边缘分离是十分重要的。有湿敷料时保持皮肤切口呈敞开状态。

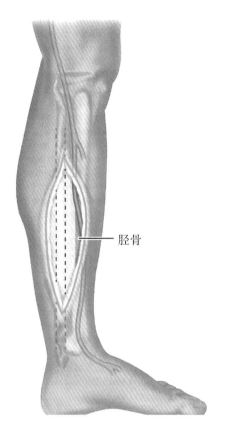

胫骨

图 9.8　后筋膜的切开与暴露。后虚线提示浅筋膜的切开，前虚线提示深筋膜的切开

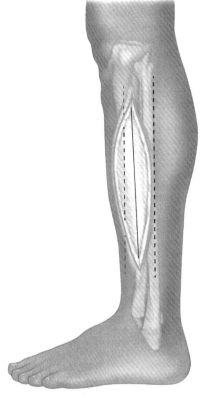

图 9.9　前筋膜和侧筋膜的切开。沿着虚线切开筋膜，注意保护腓神经

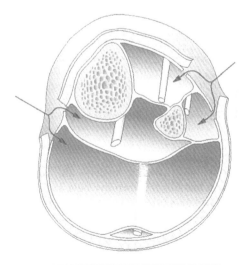

图 9.10　横断面显示通过侧切给小腿的 4 个肌肉筋膜室减压，而主要的神经束在不同的间隙内

表9.5　与医源性血管损伤相关的手术操作

操作	损伤血管
PCI/ 血管造影	股总动脉、髂外动脉、股深动脉
膝关节置换术	腘动脉、腘静脉
髋关节置换术	股总动脉
隐静脉剥离术	股总动脉

PCI：经皮冠状动脉介入治疗

　　用于血管修复的技术与其他血管损伤是相同的。在压迫止血的同时，通过仔细解剖可疑损伤部位周围的血管来明确近远端的血管情况；随后用手指或棉签夹闭或压迫近远端的血管，并修复受损血管。对于医源性损伤，这通常意味着只需几根缝线，很少需要更为复杂的血管修复。多发性血管损伤并不罕见，在手术进行之前，要耐心修复全部的血管。

拓展阅读

Busse JW, Jacobs CL, Swiontkowski MF, et al. Complex limb salvage or early amputation for severe lower-limb injury: a meta-analysis of observational studies. J Orthop Trauma, 2007, 21:70–76.

Dennis JW, Frykberg ER, Veldenz HC, et al. Validation of nonoperative management of occult vascular injuries and accuracy of physical examination alone in penetrating extremity trauma: 5- to 10-year follow-up. J Trauma, 1998, 44(2):243–252.

Fox N, Rajani RR, Bokhari F, et al. Evaluation and management of penetrating lower extremity arterial trauma: an Eastern Association for the Surgery of Trauma practice management guideline. J Trauma, 2012, 73(5):S315–S320.

Hafez HM, Woolgar J, Robbs JV. Lower extremity arterial injury: results of 550 cases and review of risk factors associated with limb loss. J Vasc Surg, 2001, 33(6):1212–1219.

Inaba K, Branco BC, Reddy S, et al. Prospective evaluation of multidetector computed tomography for extremity vascular trauma. J Trauma, 2011, 70(4):808–815.

Nair R, Abdool-Carrim AT, Robbs JV. Gunshot injuries of the popliteal artery. Br J Surg, 2000, 87(5):602–607.

（刘伟，刘建林　译）

第 10 章 急性下肢缺血

要点提示

- 评估下肢缺血的严重程度至关重要。
- 一旦确诊下肢严重缺血，应立即手术治疗。
- 如果下肢缺血程度并不严重，尚未危及肢体存活，则急诊手术治疗获益有限。
- 术前应明确栓塞的原因，重建远端血管，保证流出道的通畅，同时治疗可能存在的心力衰竭和呼吸衰竭。

背 景

简 介

急性下肢缺血可能导致截肢甚至死亡的不良结局，它在某种程度上可以被认为是高龄患者的终末疾病。患者下肢的症状和临床体征各不相同，在原有健康或具有完整血管床的患者中，急性的大块栓塞可能导致危及肢体的严重缺血；而对于已有跛行的硬化闭塞症患者，往往仅出现静息痛，而无明显的肢体坏死表现，这可能与慢性动脉硬化基础上已形成较多的侧支血管有关。缺血的严重程度直接影响治疗的方案及策略。肢体急性缺血时迅速恢复灌注是减少截肢或持续功能障碍的重要举措，但当下肢出现严重缺血迹象而未出现功能障碍时，在干预之前充分评估患者状况及优化治疗方案同等重要。因此，我们建议以"根据缺血严重程度进行治疗"为指导原则。

© Springer-Verlag GmbH Germany 2017

E. Wahlberg, J. Goldstone, *Emergency Vascular Surgery*, DOI 10.1007/978-3-662-54019-0_10

问题的严重性

急性下肢缺血的患病率和发病率尚不明确。部分国家或地区的数据见表10.1，表中数据不包括保守治疗和直接截肢的患者。表10.1中的数据提示，急性下肢缺血是一种常见疾病，其患病率随年龄增长而显著增加，男女之间无明显差异。

表 10.1　急性下肢缺血发病率

国家	时间	样本量	人群	年发病率（/10 万）
瑞典	1965—1983 年	150 万	所有经治疗或截肢的患者 年龄大于 70 岁	125（男性） 150（女性）
美国	2000 年		所有住院患者	95
瑞典	1990—1994 年	200 万	所有治疗患者	60（男性） 77（女性）
英国	1995 年	50 万	所有确诊患者	14~16

病因与发病机制

病　因

急性下肢缺血是由下肢远端急性血液灌注不足引起的。由于急性下肢缺血的发病原因与多种因素有关，缺血的状况及严重程度也各不相同，高凝状态、心力衰竭和脱水会促进血栓形成，使组织更容易发生低灌注损伤。决定组织活力的因素中除正常下肢比长期低灌注的下肢更容易发生缺血损伤外，其他都是未知的，最重要的因素可能是缺血持续时间。此外，组织类型也是重要的影响因素，下肢的皮肤比骨骼肌更具抗缺血能力。

动脉栓塞与急性血栓形成

栓塞的病因虽然不是决定管理过程的关键因素，但在治疗方面非常重要。动脉栓塞可以通过切开取栓术治疗，而急性动脉血栓形成最好通过溶栓、经皮腔内血管成形术（PTA）或血管重建来解决。这种差异的原因是栓子经常栓塞相对健康的血管床，故更容易引起严重的急性缺血，需紧急恢复血流灌注；而急性动脉血栓形成往往好发于已经患病的动脉粥样硬化血管中，这种动脉主干往往存在不同程度的狭窄或闭塞，并伴有大量侧支循环形成，因此其治疗不仅要解决急性血栓，而且要消除病因，解除动脉硬化导致的狭窄或闭塞。值得注意的是，动脉栓塞有时也可以合并动脉粥样硬化斑块形成，此时往往会增加取栓术的难度。

表 10.2 总结了动脉栓塞和急性血栓形成的典型病史和体格检查特征。许多危险因素（如心脏病）对于栓塞和血栓形成都是常见的。心房颤动和近期（少于 4 周）心肌梗死合并壁内血栓是动脉栓塞栓子的两个主要来源（80%~90%），部分可来源于近端的动脉瘤和粥样硬化斑块，后者通常与微栓塞相关，但也可能导致更大的栓塞。

斑块破裂、制动和高凝状态是急性血栓形成的主要原因，严重的心力衰竭、脱水和出血虽然相对少见，但这种低灌注状态容易将长期轻度受损的肢体变成急性缺血。

表 10.2　急性下肢动脉缺血病因鉴别

血栓形成	栓子栓塞
既往跛行病史	既往无下肢动脉缺血表现
无栓子来源	有栓子来源（房颤或近期心肌梗死）
病程较长（数天到数周）	突然发病（数小时到数天）
缺血程度较轻	缺血程度严重
存在非患侧动脉搏动无法触及	非患侧动脉搏动正常
有慢性缺血迹象	无慢性缺血迹象

临床表现

病　史

最典型的急性下肢缺血患者是伴有房颤或近期心肌梗死的老年患者，他们往往有数小时的疼痛、冰凉、感觉丧失及脚和小腿的功能障碍等短期内出现的症状，并出现下肢活力下降的相关迹象，提示该疾病最有可能的诊断是动脉栓塞，患者通常需要紧急接受手术治疗。但临床上见到的不一定都是如此典型的患者，主诉及病史往往差异较大，甚至部分患者难以提供准确的发病时间。医生应详细询问病史以发现任何可能引起缺血的潜在疾病或病变，避免误诊或漏诊。此外，准确识别和治疗并发症可以改善外科手术或溶栓治疗患者的预后。

临床表现和体征

急性缺血的症状和体征通常被概括为"5P征"：疼痛（pain）、苍白（pallor）、脉搏消失（pulselessness）、感觉异常（paresthesia）和运动障碍（paralysis）。"5P征"不仅有助于诊断，还有助于评估缺血的严重程度。有时描述为"6P"，增加了一项不随环境变化而变化的皮温降低（poikilothermia）。

• 疼痛：对于典型患者是局限于足部和脚趾的严重的持续性疼痛，其强度与缺血的严重程度无关。例如，当严重缺血导致传递疼痛感觉的神经受损时，疼痛反而不那么剧烈，此外，糖尿病患者因常伴有神经病变，故疼痛感亦减弱。

• 苍白：下肢缺血最初是苍白或白色，随着缺血加重逐渐变为蓝紫色。这种发绀是由于血管扩张和血红蛋白在皮肤中去饱和，以及酸性代谢物和血液瘀滞共同引起的。因此，发绀是比苍白更严重的缺血征象。

• 脉搏消失：在外周动脉中触及明显的动脉搏动，意味着血管内的脉搏足以引起肢体远端的血管扩张，并可在足趾等远端触及搏动。通常，足部可触及动脉搏动意味着可排除严重的下肢缺血。但是当管腔内有新鲜血栓时，尽管管腔闭塞，仍可以触及脉搏，因此必须谨慎应用上述这一原则。通过双侧肢体同一位置的触诊有助于判断动脉狭窄、闭塞的程度。

当检查者不能确定是否可扪及搏动时，必须测量肢体远端血压。踝关节血压评估（在急性下肢缺血中，可用连续波多普勒测量）是一种验证缺血的简单方法，该值可用于严重程度的分级，并可反复检查，在治疗过程中作为比较基线。但应注意的是，连续波多普勒仪可探及信号不等同于可触及动脉搏动，严重的下肢缺血有时有可探及的多普勒血流信号。

▶ **注意**：在急性下肢缺血中，连续波多普勒的主要用途是测量踝关节血压。

• 感觉异常：末梢轻触觉感觉神经纤维对缺血非常敏感，当灌注不足时很快便会受到损伤，而疼痛神经纤维对缺血敏感程度较低。因此，最方便有效的检查方法是用指尖在患肢病变区域及正常肢体交替轻轻触摸皮肤，但有时检查者会因患者敏感度降低而误以为测试力度过于轻柔，此时检查者可以用手捏和针刺皮肤刺激疼痛神经，来评估缺血性损伤是否累及疼痛神经，进而可判定缺血的严重程度。感觉受损的位置有时与牵涉的神经有关，然而多数情况它并不遵循神经分布区，而是环形分布于病变肢体远端。另外，神经缺血性功能紊乱的其他症状还有麻木、刺痛等。

● 运动障碍：下肢运动功能丧失最初是由运动神经纤维的缺血性破坏引起的，缺血程度加重后直接影响肌肉组织。缺血肌肉触诊时柔软，有海绵样的触觉。当近端严重缺血时，患侧下肢会变得麻痹（易与脑卒中混淆）。通常，麻痹症状是不典型的，然而随着缺血程度加重，患肢远端部分会表现为肌力和活动能力进行性下降。对运动功能最敏感的检查是让患者尝试移动和伸展脚趾，这可提供足部和小腿肌肉功能的信息。负责完成弯曲膝关节或抬起整条下肢动作的大腿肌肉群，在腓肠肌及足部肌肉发生不可逆的损伤后，仍长时间保持完整的肌肉功能。

缺血严重程度的评估

分　类

当患者诊断为急性下肢缺血时，评估其分级极其重要。缺血严重程度是选择管理策略和影响治疗结果最重要的因素，必须在患者入院前根据病情严重程度进行分类。表 10.3 中显示的是 1997 年血管外科学会建议的有助于分级的简单分类法。

表 10.3　急性肢体缺血程度分级

		感觉	运动功能	动脉多普勒信号	静脉多普勒信号
I	肢体可存活	正常	正常	可探及（>30 mmHg）	可探及
IIa	轻度危及肢体存活	脚趾感觉减退或正常	正常	不可探及	可探及
IIb	即刻危及肢体存活	非局限于脚趾的感觉减退	轻至中度影响	不可探及	可探及
IV	不可逆坏死	大范围感觉消失	麻痹、僵硬	不可探及	不可探及

肢体可存活

如表 10.3 所示，下肢可存活往往表现为非发绀、足趾可自动活动、足踝压力可测出。选择这些参数的基本原理是发绀及运动功能受损与否对预后有重要意义，足踝压力的极限低值为 30 mmHg（图 10.1），这意味着该值为动脉压而非静脉压。足背动脉、胫后动脉或腓动脉分支可以应用超声检查，若上述动脉中没有血流信号，或仅当测压气囊充气时才出现微弱血流信号时，则应将踝部血压记录为零，有无血流信号的结果应以超声探及的信号为准而非测量者凭空臆断，超声信号的定性分析很少用于评估急性下肢缺血。

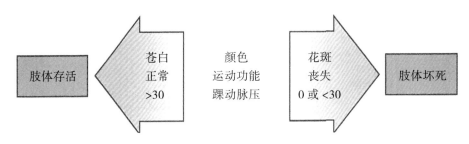

图 10.1 急性下肢缺血治疗的简易策略

肢体受损

如表 10.3 所示，有无感觉缺失及足踝血压是否大于 30 mmHg 是判断下肢是否受损的要点。肢体受损根据有无肌肉力量减弱可进一步分为可能受损和确定受损。可通过静脉多普勒信号区分患肢受损状况是否可逆。

管理策略

可存活的下肢一般可在病房继续观察而无需急诊手术，肢体存活受到威胁时往往需要急诊外科手术或介入治疗。介入治疗一般适用于发病时间较长、受损不严重的患肢。肢体受损严重的患者通常需紧急行切开取栓或血管重建术，不可逆的缺血往往预示着下肢的不良预后。图 10.1 是治疗急性下肢缺血的简易策略。

栓塞的影像特点是闭塞部位的突然截断、凸起的充盈缺损及缺乏侧支循环。影像学表现为血管存在广泛动脉粥样硬化改变及大量侧支循环时，往往提示诊断可能是急性动脉血栓形成。对于多数无损伤或轻微损伤的患肢来说，可造影明确诊断后立即进行溶栓治疗。造影前需嘱患者适当补水、停止使用二甲双胍等肾毒性药物以降低造影剂肾病的风险，并明确患者凝血功能状况以便为后期溶栓治疗提供依据。对侧腹股沟入路为诊断性造影的首选入路，若经过评估可行溶栓治疗，亦可在患肢行二次顺穿（图 10.2）。

管理及治疗

术前准备

肢体可存活

若肢体被评估为可存活，则可继续观察患者，并积极完善术前准备：①建

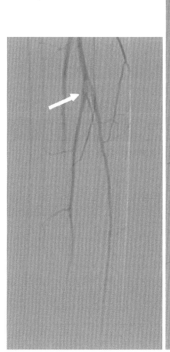
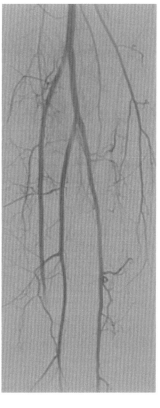

图 10.2　胫腓干分叉处的血栓（箭头所示），溶栓后的造影图（右图）

立静脉通路；②补液，补充血容量可选择林格液及右旋糖酐等液体；③完善血常规、肝/肾功、电解质及凝血等相关检查；④行心电图检查；⑤镇痛，通常选择阿片类药物，如吗啡 5~10 mg，静脉注射；⑥评估肝素化风险，特别是仅给予林格液时。若需行硬膜外麻醉，应将肝素治疗推迟至术后。

术后必须反复评估患者状况，时间间隔取决于患者缺血的严重程度和病史。评估的项目包括皮肤颜色、皮肤感觉、肢体运动功能及疼痛程度。术后观察期内可给予患者右旋糖酐，但右旋糖酐治疗存在较大的心力衰竭恶化风险，对于有风险的患者，必须评估患者风险及治疗益处，此类患者建议在 12 h 内将正常治疗剂量下调 250~500 mL 或将输注时间延长至 24 h。

患者存在明确栓子来源或凝血障碍时，建议仅使用肝素或肝素与右旋糖酐联合使用。肝素的使用方案有如下两种：①初始剂量 5000 U 静脉推注，然后以 500 U/（kg·24h）剂量维持，并根据每 4 h 获得的活化部分凝血活酶时间（APTT）值调整剂量（APTT 值应为基线值的 2~2.5 倍）。②每天 2 次低分子量肝素皮下注射，常用剂量为 10 000 U/24 h，但应根据患者的体重进行调整。在监测患者的同时应积极调整患者的心肺功能，低氧血症、贫血、心律失常和低血压往往会加重缺血，故应积极纠正，必要时多学科会诊协助评估。

通过上述补液、抗凝和改善心肺功能等治疗通常可以显著改善下肢缺血，恢复肢体的血流灌注。若症状改善不明显，应积极进行血管造影，必要时溶栓、PTA 或血管重建。

患肢存活存在威胁

若患肢被评估为存在严重存活威胁的肢体，则需立即行手术治疗，这包括上述描述的术前准备，以及与手术室、麻醉医生的联系。当肢体没有明显发绀或运动功能障碍时（即患肢仅受到轻微威胁），应立即进行血管造影，然后进行溶栓或手术。当医院影像学资源及重症监护资源充足时，可以选择严密监测及尽早血管造影。为避免创伤较大的开放性手术，有部分学者认为可以更广泛地应用溶栓手段。

术前外科医生需要考虑到进行血管重建的可能，例如可能需要绕过腘动脉或小腿动脉来恢复循环，如果继发血栓形成是引起肢体缺血的主要原因，并且堵塞位置位于远端，也可能需要旁路手术干预。

手　术

血栓清除术

血管重建技术不在本书阐述的范围。经股动脉的球囊导管（称为 Fogarty 导管）取栓术是最常见的紧急血管手术之一，其可能由不太熟悉血管手术的外科医生进行，这在后文的"技术要点"中进行了描述。取栓导管插入动脉后，可通过血管吊带或手指夹闭动脉及导管来止血。典型情况是栓子，包括可能的继发性血栓，可以相对容易地通过或仅具有轻微的阻力。导管向远端插入，其尖端可能位于胫后动脉或腓动脉等小腿动脉。当导管慢慢撤出时，气囊同时充气，这样更容易获得动态感觉并且不会对血管壁施加太大的压力，但是应该避免"拉"血管壁。为了避免动脉切开术中不必要的损伤，取栓方向应保持与动脉走行平行。

当拔出导管时，导管移动到动脉的较粗段时，应持续给予球囊压力直到导管完全拔出，反之，当栓子位于近端时，可以用工具抽吸或取出血栓栓塞块。在重新插入导管之前应检查是否清除导管及球囊表面附着物，然后重复上述取栓操作，直到导管至少一次通过病变但无血栓及栓子取出，或直到远端血管出现良好的返流。然而，根据缺血和血管病变程度，返流往往不是很常见。

导管进入过程中若近端出现较大的阻力，可能是由于陈旧的阻塞斑块或导管已进入侧支，此时应回撤导管后重新插入，需谨慎操作以避免血管穿孔。如果反复尝试仍不能通过阻力处，且患肢存在急性缺血，则应进行血管造影以明确堵塞的原因并评估血管重建的必要性及可能性。

在进行股浅动脉、腘动脉及小腿动脉的取栓时，千万不要忘记检查深层组织是否存在栓塞，分离股浅动脉和股深动脉并检查返流是常用方法。需牢记取栓术后远端血管床的返流可能来自远端栓子近端的侧支，并不能保证远端血管床没有栓子，每台手术术中都应常规进行血管造影（见第 3 章），以确保远端流出道通畅，为溶解少量残余血栓，可在拔出血管造影导管之前局部输注重组组织纤溶酶原激活物（rtPA）2~4 mL。

缝合切开的动脉时，必要时可使用自体静脉或人工材料的补片以避免管腔狭窄。如果造影表明已进行取栓的动脉中残留着大量的血栓，或动脉切开取栓术后足部仍然出现灌注不足，则需要采取其他措施。如果在股动脉或腘动脉近端有残留的血栓，可以再次尝试股动脉切开取栓术；如果栓子位于小腿动脉中，可能需要再通过膝内侧切口来切开腘动脉取栓，此时可能部分患者已经无法耐受局部麻醉，通常恢复膝下两支甚至一支血管的血供已经足够。当缺血仅限于远端小腿和足部，而腹股沟及腘窝有可触及的动脉搏动时，腘动脉切开取栓是最好的选择。

技术要点

切开取栓术

患者平躺于可照射 X 射线的手术台，如果栓塞位于大腿或盆腔动脉（未触及腹股沟处动脉搏动），可进行局部麻醉，于腹股沟股动脉走行处行纵向切口，充分游离暴露股总、股浅及股深动脉。当触及股总动脉搏动良好，血管壁柔软无动脉硬化表现，特别是股深动脉开口附近触及冲击性搏动时，栓子大概率在股动脉分叉处。于股深动脉开口近端数毫米处做一短横切口，大小接近一半的血管周径，便于暴露各分支动脉开口及插入取栓导管。

其他大部分情况下，可以沿血管行纵向切口，优点是可以随时延长切口，同时可作为血管旁路手术流入道的吻合口。对于近端血管栓塞，可以使用 5F 取栓导管，使用前导管球囊内注入适量的生理盐水，检查其是否完好，同时注意球囊打起时注射器的位置，这样在取栓时能更好地顺应血管。湿化注射器与导管的连接处，使其连接更紧密。最好在体外标记切口到重要血管解剖部位的导管长度，如标记位于脐水平的主动脉分叉，膝关节下 10 cm 的膝下三分支开口，以及到踝关节的长度。一般导管上都有厘米刻度，便于标记。当动脉切开后，往往可以发现血栓由切口溢出，导管深入髂动脉一次拉栓就能开通血管，这时可以触及切口上端的血管搏动明显，同时可见大量的血液喷出。对于股动脉及远端动脉取栓，推荐使用 4F 或 3F 取栓导管，可以对导管头端轻度塑形，旋转导管便于通过不同的动脉分支（图 10.3）。

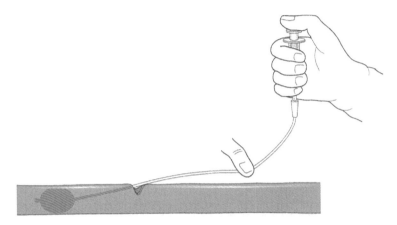

图 10.3　使用 Fogarty 导管取栓，注意回撤导管时应顺着动脉走行方向

▶ **注意**：对于严重缺血的患者，不要忘记考虑进行筋膜切开术。

血栓形成

如果股动脉存在严重钙化，必须重新评估血栓形成的原因，因为在这种情况下使用 Fogarty 导管取栓经常会失败。即使成功取出栓子，早期再闭塞的情况也很常见。再闭塞后的继发性血栓形成通常会加重局部缺血。因此，如果股动脉严重动脉硬化，并且难以将导管输送至小腿段，则应立即行血管造影，以明确病因并评估是否需要进行旁路手术。急性下肢缺血的血管重建通常较困难，需要由经验丰富的术者操作。

溶　栓

溶栓前和溶栓中都应评估患者的凝血功能，有时需要与凝血障碍专家或血管学专家讨论与凝血相关的可能问题。表 10.4 列出了溶栓的禁忌证。

表 10.4　溶栓的禁忌证

绝对禁忌证	相对禁忌证
2 个月内的脑血管事件	10 d 内的大手术或创伤
活动性出血	难以控制的高血压（高压 180 mmHg 以上）
10 d 内的消化道出血	肝衰竭
	妊娠
	严重的肾功能不全
	糖尿病视网膜病变

溶栓治疗通常能解决新鲜血栓及部分数周龄的血栓。如果决定进行溶栓治疗，则立即继续手术，可从对侧或同侧动脉穿刺并造影，然后将脉冲喷雾导管的尖端置于血栓中，并通过导管给予溶栓药物。

溶栓剂首选 rtPA，可在 1~3 h 内每 5~10 min 给药 1 mL，总剂量不超过 10~20 mL，然后对溶栓结果进行血管造影评估。若血栓完全溶解，可继续治疗原发病变。

如果血栓仍然存在，可在 6~12 h 内以 1 mg/h 缓慢持续给予 rtPA。如果最初的血栓溶解失败，可以使用各种机械导管（如 AngioJet 和 Amplatz）来试尝试进一步溶解和吸出血栓。由于存在出血和全身并发症的风险，以及下肢缺血可能进一步加重，因此需要在持续溶栓期间进行仔细监测。定期监测纤维蛋白原浓度以确保该值不低于 <1.0 mg/mL，当低于该水平时应停止溶栓。溶栓过程中还应定期进行血管造影，以便于调整导管头端位置。首先溶解围绕导管的血栓部分，这就是为什么几个小时后将导管进一步推入血栓通常是有益的原因。当溶栓基本完成后，可行血管成形术治疗血管基础病变。为了避免在抽出片材时穿刺部位不必要的出血，再次检查血纤维蛋白原的浓度，以确保其含量超过 1.0 mg/mL。

技术要点

术中血管造影

将 5-8F 导管插入股动脉切口，近端夹闭固定，140~300 mg/mL 浓度的含碘造影剂经 20 mL 的注射器连接三通。导管头端进入股浅动脉 5 cm，血管吊带控制固定导管。造影前后注意注入肝素林格液或盐水（10 U/mL），以预防远端血管栓塞（图 10.4）。如果怀疑患者肾功能不全，尽可能减少造影剂用量，需要观察不同投影角度时，可旋转患者的脚，而无需移动 C

型臂。在透视条件下，使用造影剂充起 Fogarty 球囊可以更好地观察导管进入膝下分支动脉的情况。术中血管造影技术是血管腔内治疗（如动脉成形术）的先决条件。

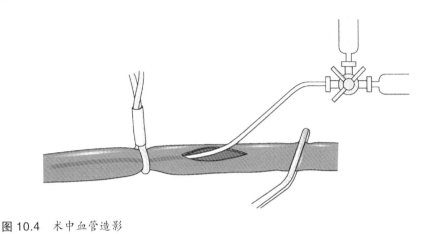

图 10.4　术中血管造影

术后管理

抗　凝

　　心源性栓塞引起的下肢动脉缺血，术后应进行抗凝治疗。可用前述的抗凝方案或口服华法林或新型口服抗凝药（NOAD）治疗。抗凝治疗对缺血下肢预后的积极作用尚未被证实，但可降低新发栓塞的风险，必须权衡患者的依从性及出血等并发症的风险，进而确定抗凝方案。若栓子的来源不清楚时，应该进行心电图及超声心动图的检查，若栓子可能来源于左心房，必要时可行食道超声确诊。当下肢缺血的病因尚不确定时，医生很难给出准确的建议。尚无证据表明长期术后抗凝可降低再闭塞风险。建议持续使用右旋糖酐或低分子量肝素进行治疗。术后若怀疑存在高凝状态，则需对患者进行抗凝治疗以降低再闭塞的风险，如高同型半胱氨酸血症的患者应接受叶酸治疗，以及抗磷脂抗体患者需要华法林和水杨酸治疗。

再灌注综合征

　　严重下肢缺血患者术后存在再灌注损伤的风险。当缺血坏死的组织再灌注时，受损和崩解的肌肉细胞代谢物，如肌红蛋白（存在肾毒性），会全身扩散。部分代谢物也会影响中枢循环，可能导致心律失常和心力衰竭。当缺血严重且受影响的肌肉范围很大时，再灌注损伤的风险更高，例如双侧髂动脉交界处的骑跨栓。另外，缺血时间超过 4~6 h 时，再灌注风险更高。再灌注损伤与严重急性下肢缺血相关的死亡率有密切关系，因此，减少再灌注损伤可以提高生存率、改善生存质量，有学者提出通过溶栓治疗逐渐恢复灌注来减轻再灌注损伤，但对于风险较高的患肢，快速恢复灌注是必要的，因此逐渐恢复灌注是一种不常见的选择。

再灌注综合征的最佳治疗方法是通过迅速恢复流动来预防。临床尚无特效药物，肝素、甘露醇和前列腺素在部分动物实验中被证实有效，因此建议可在术后尝试使用。对于疑似再灌注综合征的患者（尿酸中毒和高血清肌红蛋白），必须纠正酸中毒和高钾血症，并且充分水化以保证合适的尿量，多数血管外科医生通常建议尿液碱化，以避免肾衰竭，尽管这一观点的文献支持不足。

临床上若患者的尿液颜色发红、尿液 pH<7.0、血清肌红蛋白 >10 000 mg/mL，则可给予静脉注射碳酸氢钠 100 mL，并可重复该剂量直至尿液 pH 标准化。

筋膜室综合征

血液重新建立灌注后，存在急性炎症导致肌肉肿胀及筋膜室综合征的风险。因下肢肌肉空间有限，当筋膜室中的压力逐渐增大并使毛细血管灌注低于组织活力所需的水平时，会发生神经损伤和肌肉坏死。筋膜室综合征的基本临床特征是疼痛，通常非常强烈且"不成比例"，被动伸展时加重。因筋膜室内的神经受到影响，其感觉及运动功能紊乱，使诊断筋膜室综合征较为困难。部分医院可通过筋膜室内压力测量来诊断，筋膜室压超过 30 mmHg 时，可行筋膜室切开术。频繁的查体是尽早发现术后筋膜室综合征的关键。如果怀疑存在筋膜室综合征，应在手术后立即进行筋膜室切开术。通常的建议是，当缺血严重并持续超过 4~6 h，血管手术后可立即行筋膜室切开术，筋膜室切开术的技术操作已在第 9 章中阐述。

结果和预后

急性下肢缺血患者的预后一般较差。病因为栓子栓塞的患者的 30 天死亡率为 10%~40%，慢性动脉硬化基础上急性血栓形成患者的生存率更高，约为 90%。在手术治疗后的截肢率方面，栓子栓塞患者的截肢率约为 10%~30%，而急性血栓形成患者约有 40% 的早期截肢率。

由于患者高龄和并发症的综合影响，大量患者在 30 d 后也会面临死亡或截肢。在没有区分病因的研究中，只有 30%~40% 的患者在手术后 5 年内存活，其中 40%~50% 的患者截肢。

理论上，溶栓因可逐步改善缺血被认为降低了再灌注的风险，从而减小了对心脏和肾脏的负面影响，所以溶栓的死亡率被认为较低。然而，由于溶栓治疗存在技术及设备上的限制，大多数患者接受的仍是取栓手术，因此溶栓组较取栓组数据不足，其安全性尚存争议。在部分比较手术和溶栓的随机对照试验中，其短期和长期截肢率相似，生存率也相似。但是在一项研究中，与接受手术治疗的患者（60%）相比，溶栓治疗后 1 年的存活率为 80%。

与急性下肢缺血有关的疾病

慢性下肢缺血

有时难以区分急性下肢缺血、慢性下肢缺血的急性加重或严重的终末期慢性疾病。这些患者疼痛加剧的原因繁多。下肢灌注减少可能是由于心力衰竭或药物导致的脱水或全身血压降低，当缺血性溃疡并发感染或更换敷料时经常引起疼痛。下肢的病史和体格检查通常提示部分关键线索，并且可以协助排除需要紧急治疗的急性下肢缺血。

慢性下肢缺血的患者可从周密的治疗方案中获益，除少数特殊情况外，不需要紧急治疗。选择性治疗包括权衡风险因素与建议治疗的结果，以及获得此信息所需的所有检查（本书不对慢性缺血的处理进行阐述）。确诊并治疗真正的急性下肢缺血患者并安排慢性缺血患者择期治疗是明智之选。可通过病史和体格检查结果考虑诊断为慢性缺血（表 10.5）。

既往血管重建术后的急性缺血

部分患者因慢性下肢缺血经历了血管重建，因此急诊科医生很可能不得不

表 10.5　提示慢性下肢缺血的病史和体格检查结果

病史	体格检查
冠状动脉疾病及脑卒中	双侧下肢动脉搏动均有问题
吸烟史	踝压为 10~50 mmHg
跛行、静息痛及缺血性溃疡	溃疡
既往血管手术史或截肢史	足部皮肤充血良好
缺乏急性加重的疼痛	

处理患肢术后急性缺血的问题。移植物失败或闭塞的临床表现是不典型的，术后任何时间都可能出现伴有疼痛发作的下肢功能和皮肤温度的突然变化，尤其是术后 6 个月内。在血管重建若干年后，病变逐渐加重并最终发展为移植物闭塞也很常见。

如前文所述，慢性下肢缺血的治疗原则与原发性急性下肢缺血大致相同。多数患者将通过血管造影以确定诊断并了解恢复血流的可能性。溶栓通常是最好的治疗选择，因为它可充分显露可能导致闭塞的潜在病变。对于急性缺血患者，下肢存活存在严重威胁的患者应行急诊手术治疗。在第 12 章中进一步讨论了血管重建术后急性缺血的处理。

蓝趾综合征

足趾突然变得冰凉、疼痛和发绀，而足部可以触摸脉搏，这是蓝趾综合征的典型表现（图 10.5）。医生可能会误以为脚趾的变色不是血管病变，导致患者在没有进行充足的血管评估的情况下被送回家。动脉粥样硬化是导致蓝趾综合征的主要原因，凝血障碍或血管炎可能也与此有关，髂动脉或股动脉的动脉粥样硬化斑块或腹部主动脉瘤的附壁血栓是栓子的主要来源。蓝趾综合征患者也有少部分足部动脉有可触及的动脉搏动。

通常，数周之后在足部检查中可发现，足趾尖处的缺血性溃疡及其他微栓

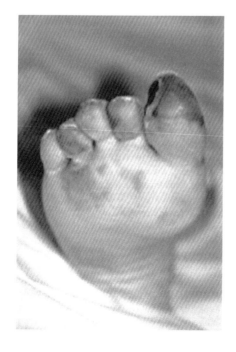

图 10.5 临床检查中发现的蓝趾综合征案例

塞迹象，包括足底和足跟的蓝点或斑片状变色。当双足均受累时，往往预示着主动脉分叉处上方有栓塞源，临床检查应包括评估主动脉和所有外周动脉，当足部脉搏不可触及时，需要测量踝压。在寻找动脉瘤和动脉硬化斑块时，患者通常需要进行双功能超声检查以验证检查结果。为预防远期栓塞事件，应尽快治疗发现的病变或动脉瘤。少部分患者病程短暂，蓝色会在几周内消失，多数患者表现为足趾的连续、剧烈疼痛且难以缓解，这种疼痛经常持续数月，直到脚趾截肢或愈合。最好应用口服阿片类药物治疗疼痛，通常需要相当高的剂量来缓解疼痛。如果常规镇痛药不足以缓解疼痛，可以在该方案中加入三环类抗抑郁药。

在等待病变的最终诊断和治疗时，可给予阿司匹林治疗，没有证据表明可以使用华法林、新型口服抗凝药、类固醇或双嘧达莫等药物。尽管如此，如果高度怀疑患者有腘动脉瘤，我们建议可以使用低分子量肝素进行抗凝，直至动脉瘤病变得到处理。

腘动脉瘤

急性下肢缺血的常见原因是腘动脉瘤的血栓形成，这种动脉瘤也是足部和蓝趾综合征中栓塞的主要来源之一。除了先前讨论的急性缺血的临床症状外，当腘动脉瘤导致血管阻塞时，常常可触及腘窝周围明显的搏动性肿块。

男性的腘动脉瘤发病率高于女性，超过 50% 表现为双侧腘动脉瘤，并且与其他动脉瘤的存在有关，例如 40% 的腘动脉瘤患者也存在腹主动脉瘤。

血管造影期间怀疑大多数腘动脉瘤是急性下肢缺血处理过程的一部分。在血管造影或检查时怀疑动脉瘤，应进行双功能超声以估计动脉瘤的直径。

如果缺血的严重程度已达到前面描述的"下肢存活受到严重威胁"的程度，则患者需要紧急手术，但血运重建过程通常非常困难。膝关节以下的腘动脉应该进行术中血管造影并尝试去除血栓，通过血管造影以识别远端未受到病变累及的小腿动脉，小腿动脉有时在该类患者中略微扩张，可以作为旁路手术良好的远端吻合区，但通常由于栓塞闭塞而无法打开远端血管床而导致下肢病变预后很差，在这种情况下，应考虑每种可能的替代解决方案，包括局部溶栓、全身性前列腺素输注和股深动脉成形术。

如果下肢缺血程度不重，在手术切除动脉瘤之前可以在血管造影过程中考虑溶栓，虽然陈旧性血栓溶栓被认为是存在问题的，但由于腘动脉瘤内血栓存在进一步碎裂的风险，溶栓治疗可能对治疗有一定益处。过去数年的一些研究已经证实了可以通过溶栓治疗恢复小腿血供。这可能会提高旁路手术的成功率以挽救肢体，一旦完成旁路，可能会有良好的长期预后。有趣的是，应用静脉移植旁路修复腘动脉瘤可以获得更宽的管径，同时，其远期通畅率也优于其他组的患者。

拓展阅读

Berridge DC, Kessel D, Robertson I. Surgery versus thrombolysis for acute limb ischaemia: initial management.Cochrane Database Syst Rev, 2002(3):CD002784.

Dormandy J, Heeck L, Vig S. Acute limb ischemia. Semin Vasc Surg, 1999,12(2):148–153.

Galland RB.Popliteal aneurysms: controversies in their management.Am J Surg, 2005, 190(2): 314–318.

Henke PK, Stanley JC. The treatment of acute embolic lower limb ischemia.Adv Surg, 2004, 38: 281–291.

O'Donnell TF Jr. Arterial diagnosis and management of acute thrombosis of the lower extremity.Can J Surg, 1993, 36(4):349–353.

Ouriel K. Endovascular techniques in the treatment of acute limb ischemia: thrombolytic agents, trials, and percutaneous mechanical thrombectomy techniques. Semin Vasc Surg, 2003, 16(4):270–279.

（丛龙龙，刘建林　译）

第二部分

一般概念

第11章　血管介入手术的急性并发症

要点提示

- 伤口感染可能会侵蚀吻合口而导致致死性出血。

- 累及血管重建处的伤口不应在急诊科行清创。

- 主动脉修复术后的患者因胃肠道出血住院时，应按照主动脉－十二指肠瘘的原则处理。

- 接受主动脉支架或人工血管植入的患者出现非特异性症状或体征时，应怀疑是否存在血管植入物感染。

- 血管重建后血栓栓塞导致下肢缺血时，二次干预前需慎重评估风险和获益，除非已严重威胁到肢体的存活。

- 主动脉手术后疑似出现肢体或内脏缺血时，应及时与经验丰富的血管外科医生密切协作，治疗相关并发症。

背　景

血管外科最常见的并发症——心肌梗死、严重的心绞痛、肾功能不全和肺部疾病，不在本章讨论。这种全身性并发症是血管外科患者的常见并发症。事实上，大多数患者都有动脉硬化、糖尿病和慢性阻塞性肺疾病的一般表现。这些危险因素也导致这类患者在血管和一般外科手术后的特殊并发症发生率较高。这些血管外科手术的特殊并发症可分为4类：①由血栓形成、栓塞、解剖和血管闭塞引起的缺血性并发症。②出血。③伤口感染和移植物感染。④手术区域的局部并发症。

© Springer-Verlag GmbH Germany 2017

E. Wahlberg, J. Goldstone, *Emergency Vascular Surgery*, DOI 10.1007/978-3-662-54019-0_11

问题的严重性

根据瑞典血管登记处的数据，每 100 万人中血管手术干预的数量从 1982 年的约 500 人增加到 2010 年的近 12 700 人。有创操作逐渐减少的趋势使为更多患者提供治疗成为可能，以及老年人口的增加，这些可能是造成这一现象的原因。考虑到后者，预计未来 10 年血管手术干预将持续增加。接受血管外科手术的患者中，老年人及病情严重患者的人数增加，也可能使并发症的发生率升高。术后并发症的风险预期约为所有接受治疗的患者的 20%，并随手术类型的不同而变化（表 11.1）。在人口约 1000 万的瑞典，这意味着每年有 2500 多例患者需要治疗术后并发症。此外，根据瑞典血管登记处的数据，2009 年进行了 1800 次以上的再手术（占所有手术的 13%）。认识这些症状并对并发症有很好的了解是很重要的，因为许多并发症需要及时和适当的处理。在临床实践中，大多数并发症是在患者出院前发现的，但随着住院时间的缩短，更多的血管外科并发症患者可能会出现在急诊室或门诊部。

表 11.1　血管手术后相关并发症发生率

类别	初始手术的类型或位置	总并发症发生率	注释
缺血	腹股沟上血管	15%	包括血管腔内手术和开放手术
	腹股沟下血管	20%~60%	单纯移植物闭塞（闭塞率随植入平面的远近而变化：平面越低或越是末端的血管，闭塞风险越大）
	诊断性血管造影术	0.5%	包括症状性栓塞
	主动脉手术	4%~5%	仅限肾功能不全（破裂主动脉修复术后发生风险更高）
	主动脉手术	1%	择期手术后的肠缺血（破裂主动脉急诊修复术后肠缺血并发症发生率高达 8%）
出血	所有类型的手术	1%~3%	需要再手术的出血
感染	创伤	8%~20%	腹股沟切口后预防性使用抗生素
	主动脉移植物	1%~3%	动脉瘤及闭塞性疾病手术后
	股动脉腘动脉分流术	2%~5%	只针对人工血管，自体静脉移植术后的感染率要低得多

缺血性并发症

病理生理学

血管手术后的缺血性并发症常见，并会对多个器官系统产生影响。这种并发症的例子见表 11.2。原因众多，有时它们会同时起作用，其结果是受影响器官出现缺血症状。

表 11.2 血管介入治疗后缺血性并发症

有症状的器官	初始手术	机制	发生时间	主要病因
腿和足部	分流	移植物闭塞	早期和晚期	技术错误，内膜增生
腿、足部、肠道及肾脏	动脉瘤、PTA	栓塞	早期	血栓脱落
肾脏	AAA（破裂）	钳夹、血容量不足	早期	肾脏灌注不足
结肠	AAA（破裂）	钳夹	早期和晚期	肠系膜下动脉结扎
腿部、足部及肠道	PTA（所有血管手术）	切开	早期	内膜剥离导致血管闭塞

PTA：经皮腔内血管成形术；AAA：腹主动脉瘤

血管重建治疗慢性下肢缺血移植物闭塞发生的风险很高，特别是在第一次手术后的几年里，多达一半的移植物最终会闭塞。闭塞的原因与发生时间有关。早期（术后 30 d 内）技术错误是主要原因，如在原位静脉旁路中吻合不良、内膜撕裂和完整的瓣膜尖，以及静脉移植物质量差和径流动脉中存在广泛的动脉硬化。晚期移植物闭塞是继发于移植物或吻合区的内膜增生。早期移植物闭塞一般较容易治疗，预后较好。

栓塞和夹层是经皮血管成形术（PTA）和血管造影术的主要并发症。导管可将位于腹腔或胸主动脉的血栓移动，并随血流进入肠系膜、肾动脉或下肢。腹主动脉瘤（AAA）手术中对动脉瘤的大力操作也可能导致栓塞。这可能会导致"垃圾足"，这是一种特殊的急性下肢缺血，但它只影响足部，而不是整个下肢。这个名字来自一句谚语——脚最后会变成"无用的垃圾"。它是由许多小栓子阻塞远端足动脉引起的。

夹层作为血管造影或血管成形术的并发症，也可能导致缺血。这可能发生在动脉导管的任何地方，但通常是在主动脉。然后，血流将血管壁的各个层分

177

离开来，形成两个带有血流的单独腔体。大多数损伤发生在肠和肾动脉的入口被夹层阻塞时，这些器官发生缺血。

另一种缺血并发症发生在主动脉术后，即低血容量性休克，是多因素的，通常发生在急诊手术后。动脉闭塞、低血容量引起的灌注不良和低血压可导致肾衰竭和乙状结肠缺血性结肠炎，开放后再灌注损伤使缺血后果更严重。在手术后 1 周内，肾功能不全才开始进展，但在手术后患者会出现尿量下降。肠缺血通常发生较早，但可能因术后血流动力学问题而延迟。一旦肠道灌注低于临界极限，就会造成损伤。

临床表现

下肢的移植物阻塞

术前症状的再次出现是患者寻求帮助的主要原因。这通常包括更严重的跛行、休息疼痛或新的溃疡，患者描述为突然发作的症状迅速恶化。起病时间与移植物闭塞时间一致。

注意静脉移植闭塞的时间极为重要，因为内皮细胞在闭塞 8~10 h 内被破坏。在出现严重的症状之前，通常会先出现一段时间的症状恶化，这是由发展中的狭窄引起的。尽可能多地了解第一次手术的信息、移植的方式、在手术过程中出现的问题（如静脉移植物的质量差、医源性损伤、流入的问题），以及后续检查的结果。如果要进行再手术或溶栓，还需要考虑一般的危险因素。

体格检查旨在确定移植物闭塞及缺血的严重程度和闭塞程度，这是通过检查腿和足部脉冲触诊完成的。此外，我们还测量了踝臂指数（ABI），以客观地对缺血进行分级。沿着移植物的脉冲触诊也有助于确定移植物是否通畅，但有时难以判断。原位移植可能在其近端有搏动，但在远端会被阻塞，流出道进入残余静脉分支。即使当血液在流出动脉中逆向流动时，受体动脉被阻塞，移植物也可以通畅。有些移植物很难触诊，因为它们沿着闭塞的动脉被深埋。人工合成移植物也很难触诊，可以通过笔式多普勒识别移植物以便触诊。对多普勒信号的解释需谨慎，因为信号可能来自静脉或小动脉的流动，因此它的存在并不能保证移植物的通畅。

一般来说，病史和体格检查足以诊断缺血，如果在移植物上没有搏动，则提示闭塞或梗阻。当医生仍不能确诊时，可进行多普勒检查。

颈动脉介入术后缺血

动脉内膜切除术后颈动脉血栓形成是一种罕见但令人担忧的并发症，因为它可以导致卒中，甚至死亡。在大多数医院，颈动脉手术的患者术后都在重症监护病房（ICU）接受监测，包括血压和精神状态，一些医院也使用经颅饱和度评估来检测早期大脑灌注不足。如果患者出现不稳定的血压上升或神经系统症状异常，应立即联系血管外科医生。有时，可能需要进行紧急再手术。

动脉瘤手术和血管内手术后的局部缺血

这些并发症是在术后发现的。如果患者接受血管内治疗后，突然开始出现腹痛、腿冷痛或更多的非特异性症状，应怀疑为栓塞。这些症状因被阻塞的血管段而不同。如果肠系膜上动脉受到影响，症状与急性肠缺血相似（见第 6 章）。腹痛也可能由肾梗死引起。如果下肢的大动脉闭塞，其症状见第 10 章关于急性下肢缺血的描述。

获得的病史应包含有关手术过程的信息，包括是否出现了问题。对于腹主动脉瘤手术，知道腹主动脉瘤治疗是否涉及肾上动脉或颈动脉、是否包含大量的血栓、体积是否很大、是否延伸到髂动脉极为重要。体格检查应包括缺血和栓塞的体征。后者的一个例子是动脉分布区域的皮肤瘀斑。除了腿和足部的皮肤外，还必须检查患者的背部和臀部。患有"垃圾足"或"蓝趾综合征"的患者通常有明显的脚踝脉冲（图 11.1）。

动脉瘤手术后患者通常在 ICU 接受至少 24 h 的治疗，并对所有器官功能进行广泛监测。在紧急主动脉手术后，并发症的风险更大，患者往往在 ICU 中停留几天。器官灌注、栓塞损伤在这类患者中比较常见，护理人员经常怀疑是并发症，所以即使患者处于镇静状态，也应随时通知医生。检查患者的主要目的是确认需要立即外科治疗的并发症，如肠缺血、肾脏和下肢的大栓塞。术后第一天腹痛、腹泻，尤其是便血时，强烈提示肠缺血。75% 的缺血性结肠炎患

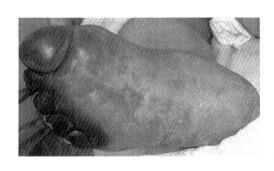

图 11.1　腹股沟旁路手术后移植物感染的临床体征

者在术后第一天都会腹泻。体格检查为腹胀，有肠麻痹、左下腹压痛、直肠出血等症状。患者也有一般的症状，包括发烧、酸中毒和少尿。

检查时典型的发现，如常见的远端缺血及无脉冲，使可疑的下肢栓塞更明确。临床检查中很难证实对肾脏或肠道梗死的怀疑，而计算机断层扫描（CT）和内镜检查对其诊断是必要的。

在血管内主动脉修复（EVAR）后，近50%的患者会出现所谓的"植入后综合征"。患者可能诉有背痛、低烧、C反应蛋白含量升高，而无其他感染的迹象。症状在术后早期出现，植入后持续一周。这种情况是良性的，通常是自发的。原因尚不完全清楚，但有人认为是动脉瘤囊的血栓形成所致。

诊　断

下肢缺血

当患者明显需要紧急手术时，则不需要进一步的诊断检查。例如，当溶栓不能立即解决时，威胁到下肢缺血或清除静脉移植阻塞；或者遇到闭塞发生超过24 h，或患者最近接受了外科手术或经皮手术时，就会出现这种情况。对于其他患者来说，多普勒检查是确定移植物闭塞及以前未被发现的下肢固有血管节段闭塞的最佳方法，也是急性患者的首选。

内脏缺血

腹膜炎和疑似肠缺血的患者不需要检查，应立即送往手术室进行诊断和治疗。另一方面，怀疑肾脏或肠系膜动脉阻塞的患者需要血管造影才能做出准确的诊断。在这些区段中，多普勒超声常被肠道气体所干扰。而如今，CT血管造影术成为一个很好选择，它可以识别肾梗死及充满血栓的血管段。

结肠缺血合并主动脉手术有时很难诊断。缺血程度从小黏膜坏死到跨壁肠坏疽，而且当这些变化很小的时候，早期诊断是很困难的。早期诊断对挽救肠道和避免多器官衰竭至关重要。第一个诊断手段是结肠镜检查，早期缺血征象是苍白的黏膜和有瘀斑的区域。当黏膜呈深蓝色或黑色且部分破损时，应立即施行剖腹术。如果可以使用pH计监测乙状结肠黏膜pH值，应在术后立即放置。pH <7.1持续2h以上，被认为是发展为肠缺血的强有力信号，以pH=7.1作为界值，特异度为90%，灵敏度为100%。正常的CT扫描不能排除缺血性结肠炎，只有1/3的患者有病理CT表现。其他可能有价值但不够具体的参数包括败血

症的临床症状、血液中乳酸浓度的增加、白细胞计数的升高及血小板的消耗。

管理和治疗

急诊科、重症监护病房和普通病房的管理

下肢缺血

前面推荐的治疗急性下肢缺血的方法（见第 10 章）也适用于作为并发症的下肢缺血。下肢受到严重威胁，如可能出现运动功能紊乱、无踝压和瘫痪的患者需要紧急手术。当静脉移植物被阻塞时，即使下肢没有立即受到威胁，也要尽快开始治疗，因为移植的血管可以在几个小时内被破坏。然而，明智的做法是仔细考虑再手术的决定。再手术的决定比第一次手术时更加困难。为便于决策需要提供必要的信息，包括移植物阻塞的原因、第一次手术的指征、危险因素和可用的移植物材料。这些因素应该与再手术的预期结果进行权衡（表11.3）。例如，首次挽救下肢的手术，若手术预期的结果不良，则不利于再手术。患者的一般状况不佳也是医生反对继续积极手术治疗的一个因素。如果在原发性手术后早期发生移植物闭塞，单纯的血栓切除可能是成功的。

表 11.3　移植物闭塞再手术的影响因素

	利于再手术	不利于再手术
患者的状况	良好（一般情况）	不佳
	活跃的生活方式	不能行走
	缺血但足部可以活动	不能存活的足部挛缩
影响因素	早期的阻塞	晚期闭塞
	近端流出道吻合	远端吻合
		没有自体移植材料

我们更愿意尽快进行血管造影，而不考虑一期手术类型、移植物阻塞时间或手术时间。血管造影是溶栓的第一步，有时可揭示阻塞的原因。如果不能明确病因，而下肢受到威胁，应立即进行手术。决定手术与否所需要的信息来自临床标准、询问病史、体检和血管造影结果。

脑缺血

颈动脉狭窄患者手术后出现新的神经症状，建议考虑缺血再手术。可能的话，建议术前进行多普勒检查以确认手术血管的闭塞情况。通常情况下，患者需要立即被带到手术室进行检查，如果多普勒操作延迟，且有强烈的血

管闭塞嫌疑，则不进行多普勒检查。

动脉瘤手术和血管内手术术后缺血

由于可能会发生的致死后果，对疑似栓塞和血管夹层的检查及治疗都很困难，但非常重要。对术后下肢多数动脉出现血栓及确诊为缺血性结肠炎和腹膜炎的患者应行再手术。手术时间取决于患者的一般情况。通常需要通过输液或静脉药物治疗来优化患者的一般情况。当怀疑栓塞到肠道时，再次剖腹术的指征必须明确。对于血管夹层，血管内支架治疗和降压是首选的治疗方法。

如果怀疑有腹腔间室综合征，则通过检查和反复的膀胱压力测量对患者进行评估。表 11.4 根据腹内压力水平给出了各种治疗建议。

表 11.4　腹腔间室综合征的处理

分级	膀胱内压力（mmHg）	建议处理方式
I	10~15	维持输液，一般措施
II	16~25	减少静脉输液；考虑剖腹术减少腹内压力
III	26~35	剖腹术减少腹内压力
IV	>36	剖腹术减少腹内压力，包括评估肠活力和出血控制

手 术

第 6 章和第 10 章已描述过肠动脉和下肢动脉的取栓术。如果检查或血管造影显示栓塞造成远端血管阻塞，则可从腘动脉或胫骨动脉的单独切口取出血栓。除上述两种方法外的血管段的栓子切除术需要术者有一定的手术经验。缺血性结肠炎的外科治疗包括结肠切除术（通常是乙状结肠）、结肠造口术和直肠哈特曼闭合术。手术的难点是判断结肠是否缺血，这在第 6 章中已经讨论过，当然，也应该遵守本地惯例。第 10 章描述了溶栓的原则。血管外科经验不足的医生可能要做的唯一外科手术是静脉取栓或人工血管移植。在"技术要点"中对此进行了简要描述。

结果和预后

移植物闭塞

下肢旁路手术的结果，通常取决于移植物的通畅率或手术操作的次数。因此，移植物阻塞的再手术或溶栓非常常见，以至于当首次手术的结果被报告

```
技术要点

                          移植物内血栓清除术
    应该进行抗生素预防治疗，选择的麻醉方式必须允许广泛的血管重建。
远端吻合口是再狭窄最常见的部位。在之前远端切口的近端使用纵向切口。
与吻合术相比，切口手术的优点是可以对吻合术进行修改。如果已经决定
手术的目的仅仅是血栓清除而不管结果如何，则切口可做在移植物最容易
触诊的地方。首先暴露约 4~5 cm 的移植物，并在其周围放一个血管环。
在移植物上做横向切口，不夹紧。静脉注射肝素后，使用合适的 Fogarty
导管进行血栓清除术。如果完成了可接受的流入和流出，移植物用橡皮覆
盖的血管钳封闭，切口用断续的聚丙烯缝线缝合。如果回流可疑，凝块去
除不足，则进行血管造影。另一种可能的解释是，在流入动脉或移植物更
近端，一种以前未被发现的近端狭窄可能需要修复。血栓清除术的结果由
血管造影、连续波多普勒或触诊控制。
```

时，就已经考虑再手术或溶栓了。这些结果通常以寿命表曲线呈现，表格报
告有 2 或 3 次血流开放。因此，所提供的数据是经过进一步的血栓清除术、溶
栓治疗和（或）经移植失败或闭塞的修正后的移植物通畅的数量，被定义为
二次通畅或一次辅助通畅。在大多数报告中，原发性和继发性通畅的差异是
10%~15%。

溶栓与血栓切除术

　　目前还没有关于移植物闭塞治疗方案的随机研究。可以假设溶栓或取栓
的结果是相似的，前提是两组治疗方法根据移植物阻塞的原因进行分组。溶栓
具有使有创手术范围最小化的优点。在术后即刻（2~4 周）的移植物阻塞中，
溶栓与出血风险增加有关，而且血栓切除术更安全。此外，有几项研究报道，
外科血栓切开术在治疗膝关节以上远端吻合术的人工移植物晚期闭塞时效果最
好。在这些病例中，再手术通常需要进行血栓切除术并应用补片对狭窄的吻合
进行修复。在膝关节以上，52% 的移植物在 3 年后获得通畅，而只有 15% 的
移植物在溶栓后获得通畅。与静脉血管移植相比，人工血管移植的效果更好。
然而，重要的是在溶栓过程中解决移植物阻塞的潜在原因。如果原因不明且未
治疗，溶栓治疗 1 年后只有 10% 的移植物获得通畅。

颈动脉和主动脉介入术后缺血

介入治疗后，颈动脉血栓形成导致的死亡率约为 15%。超过 60% 的闭塞患者，其与闭塞相关的新的神经体征和症状得到改善。

如果需要剖腹术，缺血性结肠炎的 30 天死亡率为 50%~60%。如果需要全结肠切除术或半结肠切除术，死亡率增加到 80%。有趣的是，尽管腹部受到污染，但结肠炎结肠切除术后移植物感染的风险并没有增加。主动脉手术后发生下肢广泛栓塞或"垃圾足"，30 天死亡率为 30%。文献中的一些数据表明，腘动脉或胫骨动脉远端栓子切除术降低了截肢率。如果栓塞导致截肢，死亡率会上升到 40%。多器官衰竭与各种并发症风险的增加及死亡率升高有关。

出血性并发症

病　因

出血通常发生在初次手术后 24h 内，但也可能发生在术后几年。滑脱缝合及吻合口漏是围手术期出血的主要原因。有时，出血倾向增加或持续抗凝治疗使病情加重。在原位腹股沟静脉移植中，静脉分支结扎的问题是比较常见的。这种结扎必须抵抗比正常静脉压力更强的力量。晚期出血是由血管壁的感染性侵蚀或吻合引起的。患者在急性血管手术前后经常大量出血。这导致纤维蛋白溶解和凝血因子的消耗增加，这可能导致继发性止血的问题。抗血小板药物导致的出血时间延长也很常见。当然，以前未被发现的血友病也会导致术后出血，同样，过度的围手术期抗凝也会引起出血。

临床表现

出血的表现通常很明显。

病　史

病史中有一个重要部分来自手术记录，它描述了技术困难、医源性血管损伤等问题。关于术前出血、替代和全身抗凝的信息可以在麻醉记录中找到。如果患者清醒，可以询问以前是否有出血倾向的病史（例如，小伤口止血有困难、容易擦伤或刷牙时出血），以前手术后是否出现出血并发症。关于目前使用阿司匹林或氯吡格雷药物的信息，以及最近的凝血酶原时间 [或国际标准化比值

（INR）]、活化凝血时间和血小板计数也很重要。

体格检查

术后早期出血主要表现为皮肤切口下皮下血肿，通常它会迅速增大。用永久性记号笔在皮肤上标记血肿的界限是估计这种扩张的好方法。切口出血是另一种常见的表现，当护士需要频繁更换敷料或排液管中流出超过 50 mL/h 的血液时，常常会出现这种情况。术后第一天发生的出血通常与体检时出现的感染症状有关。患者可以告知医生外科伤口的感染和出血问题。

大手术后，如主动脉手术，术后腹部出血难以诊断（表 11.5）。病史、低血容量体征和实验室检查都有帮助，但并不精确。主动脉手术后常见扩张的肠道，这使检查腹部变得困难。对于肥胖患者来说，几乎无法解释这些发现。主动脉手术后肠出血是肠缺血的一种体征，前文已经讨论过。

表 11.5　提示主动脉手术后出血需要再手术的因素

心动过速（>100/min，持续 15 min）
低血压（<90 mmHg，持续 15 min）
腹围增加
急性或复杂的一期手术
输入红细胞后，血红蛋白浓度未增加

诊　断

术后出血不需要诊断检查，唯一的例外是主动脉手术后肠出血。

管理和治疗

在急诊科、重症监护病房或外科病房

紧急措施

当患者被送往手术室时，可以通过按压手指暂时控制伤口大量出血。此外，在引起低血容量的大出血中，患者还需输入浓缩红细胞和新鲜冰冻血浆。新鲜冰冻血浆中含有凝血因子，这些因子在出血时被消耗掉，可以降低失血的风险。如果怀疑术前或术中过量服用肝素是导致出血的因素，鱼精蛋白可逆转其作用。应该尽可能避免这样的治疗，因为肝素对出血的影响可能被高估了。事实上，肝素在血浆中的作用在 90 min 内下降了 50%，术后 3 h，只剩下 25% 会对凝

血系统产生影响。鱼精蛋白注射过快也会因心功能减弱而引起低血压。此外，轻微的过量可能导致小口径移植物血栓形成。如果出血持续且没有好的替代治疗方案，10 mg 的鱼精蛋白溶解在 15 mL 的生理盐水中超过 10 min 即可使用。

哪些患者应该再次手术？

一个基本原则是，出血并表现出低血容量体征的患者，如心动过速和血压暂时低于 100 mmHg 的患者，应行紧急再手术。血肿在 30 min 内扩大一倍，出血超过 50~70 mL/h 的患者，也是如此。然而，这些指南并不是普遍有效的，必须单独评估每个患者。再手术和血肿清除的基本依据是移植物受压和术后感染的风险。

其他清除血肿的适应证包括由于神经压迫引起的剧烈疼痛和皮肤广泛膨胀，有穿孔的危险。清除操作应始终在手术室无菌条件下进行。这对于同时发生感染的出血尤其重要。所有需要再手术控制出血的患者都应该接受新剂量的抗生素预防治疗。

主动脉手术后出血

主动脉手术后出现血容量不足的患者再手术的适应证广泛（表 11.5）。这种再手术可能会变得困难，而经验丰富的辅助治疗往往是有价值的。主动脉手术后出血除了难以诊断外，在再手术过程中往往难以识别、接近和修复。在初次手术中大量出血也会导致凝血因子缺乏。再手术前，建议检查患者是否输入了浓缩红细胞。如果输入浓缩红细胞超过 4~6 U，应立即给予至少 2 U 新鲜冰冻血浆。如果超过 8 U 的红细胞，血小板减少可能会导致出血。

颈动脉手术后出血

当症状出现时，应尽快行颈动脉内膜切除术。患者经常进行抗凝治疗，并且在手术时已经开始积极的抗血小板治疗。尽管如此，由于出血而需要再手术的患者相对较少。

切口边缘的轻微出血可以通过轻柔的按压或偶尔通过皮肤和颈阔肌缝合进行控制，较大的血肿可能压迫动脉和脑神经，并增加感染的风险。因此，颈动脉手术后的血肿即使不影响呼吸（颈动脉出血最严重的并发症），也应清除。血肿影响气管时可能会危及生命，并可迅速造成气道阻塞。症状和体征表现为呼吸困难、气喘、躁动和发绀。

溶栓期间出血

　　血管造影穿刺部位或溶栓后出血的治疗遵循上述原则。溶栓完成后，置入器通常留在原位直到溶栓剂的活性降低。溶栓时引流器周围渗出的血需要特别注意。在大多数情况下，导管周围的局部压迫足以止血并允许持续溶栓。一个先决条件是血液中的纤维蛋白原浓度 >1 g/L。如果纤维蛋白原水平较低，出血发生在其他部位，应立即停止溶栓。

治疗和监控

　　手术伤口轻微出血及小血肿可以通过按压该区域观察到。对于长时间的小出血，要检查血红蛋白、凝血酶原、活化凝血时间值和血小板计数，并停止影响凝血系统的药物治疗。这些血液样本作为止血功能的筛选试验灵敏度较低，而获得正常值只需要正常凝血活性的 30%。更好的衡量血小板功能的指标是血小板数量或出血时间。出血时间延长建议使用去氨加压素。如果发现无明显原因的紊乱性止血，建议咨询凝血专家。血小板计数 $< 50 \times 10^9$/L 不足以止血，这是出血时血小板输注的适应证。再手术前，应该在手术开始前立即进行血小板治疗，以达到最好的效果。

手　术

控制出血

　　患者手术前消毒铺巾时，如果大量出血需要在出血部位进行按压止血。如果是在腹股沟，按压应在出血部位的近心端以便于擦洗。对于四肢远端的切口出血，可以用止血带控制出血。分离皮肤之后，助手用"花生"或"草莓"大小的棉球按压动脉流入端，使伤口远离负压吸引的血液以便于暴露。血管内手术后发生出血，在出血这段时间穿刺部位近心端按压（通常在腹股沟），以避免血液通过解剖嵌入组织。这项技术在第 9 章和第 14 章有描述。

　　动脉手术近心端吻合周围部位出血有时是很棘手的。一般来说，钳夹大动脉来控制出血是必须的。如果出血的原因是动脉后壁薄弱，会造成很大的风险——即使是对移植物轻微的牵拉也会使缝线断裂。如果这个区域大量出血，在尝试修复缝线之前应临时控制膈下动脉（见第 7 章）。腹主动脉瘤手术后其他可能出血的动脉位置分别是动脉瘤时腰动脉的起始部和肠系膜下动脉。当然，其他血管吻合部位也可能出血。动脉瘤术后静脉出血来自髂静脉或腰静脉的吻合口近端。

出血部位的修复

移植时吻合口出血和穿刺部位动脉少量出血，通过简单的缝合就能很好地控制。避免进行较大的缝合，因为有可能会造成撕裂或管腔狭窄。依次缝合并尽量使用动脉夹可以降低撕裂的风险。如果是因为结扎线滑脱导致的一段移植静脉出血，应该进行聚丙烯缝线缝合而不是再次尝试结扎。血管夹力度太大有可能会造成管壁穿孔，最好使用橡胶加强夹子或止血钳。

当所有主要出血控制以后，在整个手术视野寻找小的出血，每个单独的出血都要用电凝止住。清除所有血肿。伤口边缘持续出血表明凝血系统异常，如果有这种情况发生，应该重复检测凝血和血小板数目。同时，说明患者也许需要更多新鲜冰冻血浆。在有些情况下，可以采取局部措施达到止血。例如，纤维素薄膜（如 SurgicelTM），它接触血液之后会膨胀并形成一种凝胶状物质，从而易于物理凝血。另外一种是胶原薄膜（如 Avitene and LyostyptTM），它可以使血小板易于局部黏附。还有一种有效但是相对贵的方法是使用纤维蛋白胶（如 Tissel TM）或者准备好的凝血酶（如 FlowSealTM）来覆盖创面，从而封闭小的出血血管。

与感染相关的出血应该结扎移植物。人工合成的移植物应该被完整移除，同时对动脉中残留的缺陷处进行修补。

治疗后的处理

因出血而进行再手术的患者，术后应当监测是否有新的出血。若是出血原因一直不明，监测就更为重要，每隔 4 h 测 1 次血红蛋白浓度和血小板数值。大量出血后，要持续用浓缩红细胞和新鲜冰冻血浆进行替代治疗。因主动脉术后出血而需要再手术的患者存在进行性多器官衰竭的风险，应该在 ICU 进行护理。同时，他们患进行性缺血性结肠炎的风险增加。

感　染

病理生理

感染方式

血管手术后最常见的并发感染是伤口感染。这种感染通常是局部的，症状较轻，几乎不会产生系统影响，并且局部治疗和抗生素有效。最常见的部位是在腹股沟,其次是大腿和小腿伤口。如果不处理,伤口感染可以蔓延至皮下组织。最后移植物也会被感染,发展成一个严重的并发症。移植物感染可以在术后任何时间发生,据报道,曾有患者在首次术后 15 年发生了感染(表 11.6)。外科治疗和抗生素结合有时是有效的。外科治疗包括彻底清除移植物,在许多情况下,远距离的灌注不得不通过依靠远离感染区域的解剖结构以外的重建来恢复。最可怕和最棘手的感染并发症是涉及主动脉移植物的感染。主动脉移植物感染是一个主要的诊断问题,30 天死亡率高达 50%。

表 11.6 血管移植物发生感染的危险因素

一般因素	全身系统因素
急诊手术	糖尿病
再手术	可的松治疗
无菌操作不足	恶性肿瘤
手术时间长	白血病
同时进行胃肠手术	营养不良
术后伤口感染	化疗
远距离感染	慢性肾功能不全

微生物

血管移植物和外科伤口因全身细菌或手术时直接接触而受到污染。血肿、淋巴漏液和其他伤口渗出物,尤其是在糖尿病患者,都是细菌生长良好的培养基。细菌毒力和患者总体状况决定感染的过程和强度。细菌毒力与感染发生时间也可能存在联系。首次手术后 30 d 内的早期感染表现得更为严重,通常由毒力更强的微生物引起,如金黄色葡萄球菌和革兰氏阴性菌。

晚期的感染由低毒力的凝固酶阴性葡萄球菌导致。有关这些细菌的意义一直存在争议。有些人认为移植物感染不是这些细菌引起的,这仅仅只是伤口的一种普通污染,而且这些典型的"低毒力"感染的非特异性症状和表现更多的是一种对移植物材料的炎症反应。这个观念受到一个事实的支持,即与毒力更强的细菌感染相比,不积极的诊疗模式通常在凝固酶阴性葡萄球菌感染时是很有效的。伤口感染通常由金黄色葡萄球菌引起。

病理生理学

除了会造成败血症和对移植物功能产生威胁,感染也会导致动脉管壁和移植物管壁糜烂而出血，包括吻合口。即使这种糜烂很小，也会导致危及生命的出血和假性动脉瘤的形成。如果这种出血发生在主动脉重建时的近端吻合，将很有可能会是大量且致死的。当主动脉十二指肠瘘发生时，可以见到一种特殊类型的糜烂相关的出血。这种出血因造成主动脉和十二指肠腔相通的糜烂而形成，表现为胃肠道出血，血培养中肠道细菌通常阳性。

出血常以次要症状出现，呈现假良性。呕血或者直肠出血，数天后不伴有其他症状。这种预兆性出血往往是继发于十二指肠壁的糜烂出血。一旦瘘管形成，迟早会发生大量的致死性出血。主动脉十二指肠瘘感染一种可能的病理生理解释是机械性撕裂，主要的基本原理是主动脉搏动可以造成吻合口与十二指肠之间的运动，这种运动会腐蚀肠壁直至穿孔并污染移植物。

临床表现

伤口感染通常很好辨认，但有一种例外。因此，主动脉移植物感染是这一部分内容的主题。临床表现呈弥漫和广泛时，则需高度怀疑主动脉移植物感染。所有具有不典型症状的患者都应该怀疑。低毒力移植物感染的诊断是最困难的。

病　史

除了有关一期手术的信息，还应该询问患者一些非特异性的全身症状，如疲乏、食欲缺乏、体重减轻、恶心及低烧。一期手术时的周围环境很重要，手术复杂、手术时间长及紧急手术支持移植物感染的怀疑。一期手术后立即出现的浅表性伤口感染也应该引起医生的注意。经历主动脉瓣重建手术的患者若出现胃肠道出血的症状应引起警惕，而且对于主动脉十二指肠瘘的诊断应持续保持怀疑直至排除。同时，也应该询问患者有无压痛，外科伤口是否延迟愈合，手术部位是否出现肿胀或肿块，后者可以预示假性动脉瘤或脓肿。此外，询问伤口处的分泌物也很重要。

体格检查

除了包括评估移植物功能的全身体格检查之外，也要检查手术伤口，特别强调检查感染指征和分泌物（图11.2）。同时，需要检查疤痕周围有无瘘管、搏动的肿物、压痛、肿胀。如果感染的外科伤口因裂开或清创而暴露，检查移植物是否可见很重要。移植物可见时，则必须清除。

颈动脉术后感染比较罕见（感染率为0.2%~0.8%），但发生时往往难以处理。

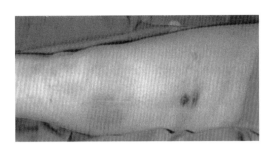

图 11.2　腹股沟下旁路手术
后移植物感染的临床表现

感染在术后早期或晚期都可以发生，表现为颈部肿胀或外科伤口出现渗出物。在二次随访期间，诊断为假性动脉瘤并不罕见。

诊　断

超声可以发现移植物或吻合口附近积液的存在，并且可以分辨动脉瘤的血肿。有一个特殊的问题是，如何判断近期植入移植物周围的积液量是否正常。积液一般会在 3~6 周内被吸收，在此之前，积液往往是可见的。

实验室检查

有关较小的移植物的伤口感染或局部感染，实验室检测对于明确诊断不是必需的。在主动脉移植物感染时，实验室检测白细胞计数 $>15 \times 10^9/L$、C 反应蛋白升高往往提示明显的全身感染。升高的数值随着感染的程度而变化。当临床表现不明确时，额外的实验室检测有时可以帮助鉴别诊断，例如白细胞分类计数或电泳技术。凝固酶阴性葡萄球菌所致的感染，其检测结果可以是正常的。患者往往有轻微贫血和低蛋白血症。当怀疑主动脉移植物感染时应检查粪便中是否有血。然而这个方法是有争议的，因为它诊断主动脉十二指肠瘘隐性出血的特异度较低。

影像检查

双功能超声扫描是一种简单又快速的床旁检查，适用于检查浅表性的肢体移植物，然而肥胖和肠道气体可能会使它在腹部检查时无效。使用双功能超声可以区分移植物周围正常积液与假性动脉瘤、血肿、软组织增生。一个常见的问题是，要确定手术后吻合口周积液有多少是正常而不会被认为是感染的征象。正常的积液通常是在植入的移植物周围形成并相对缓慢地被吸收。大约经过 3 周就应该消失。

怀疑是主动脉－股动脉、腹部或胸部移植物感染时，CT血管造影是首要的诊断选择。CT扫描应该在使用口服或静脉对比剂下进行。移植物周围或动脉瘤囊内存在液体或气体是提示感染的主要征象。在腹部，所有液体都应该在术后发现的3~6周内消失。术后移植物周围可见的气泡超过10 d以上强烈提示感染，但是我们往往难以分辨气体是在移植物周围还是在肠道内。其他提示感染的征象包括脂肪密度改变、假性动脉瘤、肾积水。

MRI可以提供和CT血管造影相同的信息，但是在鉴别液体和陈旧血栓、炎症组织方面更有效。应用MRI时，气体会导致信号故障并难以与钙化斑块鉴别。

闪烁图可以发现原发性移植物感染和主动脉消化道瘘管（图11.3）。它用来对CT血管造影（及MR）进行补充，在检查感染部位时具有高灵敏度（80%~100%），但特异度较低（50%~85%）。不幸的是，术后早期（3~6个月）不能使用这项检查，因为术后炎症改变难以与感染相鉴别。

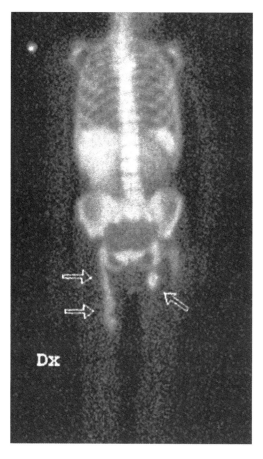

图11.3　白细胞阳性的闪烁图，箭头指的是可疑感染区

所有做过主动脉手术的患者出现胃肠道出血时都应做内镜检查。检查整个十二指肠直至其远端部分很重要，因为十二指肠的这个水平就是吻合口所在的位置。阳性结果可以是一个血凝块或者主动出血。做内镜检查时，要考虑发生大出血的可能性。例如，如果血凝块被清除，便会开放一条直接进入主动脉的通路。

诊断移植物感染时一般不用血管造影，但有时若计划新的重建时需要使用血管造影，例如清除受感染的移植物时。

管理及治疗

急诊科

伤口和皮下移植物感染

伤口感染的患者建议住院观察，因为有导致移植物感染和出血的风险。只有很轻的浅表性感染可以在门诊接受治疗。绝不能在门诊或急诊进行伤口清创，但微生物培养结果出来后就可以使用抗生素治疗。因为金黄色葡萄球菌是最常见的细菌，所以通常给予患者口服氯唑西林。如果患者有糖尿病或者怀疑伤口受到肠道细菌的污染，则建议使用广谱抗生素。

对于深部感染，尤其是涉及移植物的感染，患者都需要尽快手术。如果患者患有脓毒症且血液循环受损，无论何时都应立即手术。在急诊科就应静脉输入首次剂量的抗生素。当在确定是否足以进行脓肿引流或是否需要清除移植物时，采用多普勒检查可以发现受感染的血肿是否与移植物相连。当在裂开的外科伤口中可以看见合成的移植物时，通常需要清除移植物。暴露的血管移植物必须进行结扎以防止出血。为了防止深部感染累及自体或合成的移植物，即使患者只有轻微的症状，也应在病房使用抗生素治疗。如果一个合成移植物感染的患者在经过 2~3 d 治疗后仍然发烧，实验室检查有残余感染的征象，建议进行移植物清除。即使感染的局部征象已经减退，清除移植物仍然是有依据的。

颈动脉内膜切除术后感染

当怀疑感染时，应该做多普勒超声来确保动脉的通畅度并检查周围组织。任何不正常的积液和假性动脉瘤的发现都支持此怀疑。如果确诊感染，患者应当接受抗生素并住院治疗，并要为去除合成的修补材料和假性动脉瘤做准备。在多数情况下，应当仔细准备这些手术并在白天完成。

疑似主动脉十二指肠瘘

之前接受过主动脉手术的患者，若近来出现胃肠道出血、全身状况不良，应当怀疑为主动脉移植物感染。因此，他们可能需要在 ICU 观察和治疗。详细监测心脏及肾脏功能是必须的，而且也存在急性大出血的风险。对这些患者来说，如果发生出血，必须要有静脉通路输入浓缩红细胞。在抗生素治疗开始之前，应当进行血培养和其他培养。在患者状况允许的情况下，应做内镜检查、双功能超声和 CT 扫描。如果患者出现持续的大量出血，并且血容量不断减少，则必须立刻送入手术室。寻求帮助也是很重要的。主动脉移植物感染出血是血管外科手术主要的难题之一，而丰富的临床经验能提高拯救患者的概率。幸运的是，这种并发症非常少见，只有 0.1%~0.2% 的主动脉瓣重建术后会发生。

其他主动脉移植物感染

怀疑腹部移植物感染并有轻微症状的患者应在白天住院检查。如果是强烈怀疑，应当立刻开始抗生素治疗，以防腹股沟分泌脓液等。通过包括 CT 及 MRI 检查来确诊移植物是否受到感染，并计划后续的手术治疗。即使感染并不严重，其手术方法通常也很复杂。最常见的是先通过腋双股动脉旁路确保下肢血液循环，然后完整清除主动脉移植物。

手　术

控　制

肢体的移植物发生感染时，在通过未受影响组织的单独切口来实行近端和远端控制。例如，合成的移植物必须通过暴露进行控制及结扎流入端和流出端的血管，包括所有分支。当移植物被脓液包裹时处理比较简单，然而通过疤痕组织进行清除手术较困难。在移植物感染手术中控制主动脉是十分困难的。由于有大出血的风险，除非必要，不要让经验有限的外科医生尝试。手术涉及一条长的正中切口和膈肌下主动脉的钳夹，包括手动的和用一个直的夹钳穿过小网膜（见第 7 章）。通过腹股沟动脉或腘动脉的球囊介入可以进行控制（见第 14 章）。实现近端控制后，在等待有经验的医生到来前应持续做心肺复苏。

连续手术

无论策略如何，持续的手术通常需要血管外科的经验，可能的静脉移植结扎例外。在这些手术操作中，分离感染区域附近的两个血管夹之间的移植物比较简单，缝合结扎都用 Prolene 缝线。这种结扎更应该用于健康的而不是感染的组织。合成的移植物应当被完全摘除，自体动脉的缺损用自体静脉片覆盖。通常恢复肢体的血液循环是很有必要的。在下肢的移植物感染中，尽量延迟立刻重建手术，等待感染治愈很常见，但是这通常会增加截肢的风险。

主动脉移植物感染的连续手术是复杂的，并且需要血管外科专家的帮助。有多种可能的备选方案，感染的类型、范围及患者新移植物材料的有效性决定了手术选择。在许多情况下，旧移植物需被完全摘除；缝合主动脉、髂动脉和股动脉；下肢的血液循环可以通过正常解剖以外的结构得以恢复，通常是通过腋双股动脉旁路。其余情况可以用静脉移植物、去除血栓的动脉、同源或合成的移植物在原位进行重建。低毒力的感染，只能考虑移植物的部分切除术。局部的抗生素治疗常常作为处理措施的一部分。

用于兼性厌氧微生物培养的样本应当同时取自手术区域和切除的移植物。伤口下面若有暴露的血管移植物，即使是二期愈合也不能敞开。在清扫中，所有明显暴露的移植物都必须被软组织覆盖。

治疗后处理

即使感染的移植物被移除，术后也应当继续采取抗生素治疗。开放伤口需要通过每天的护理和换药来避免感染持续扩散。因主动脉移植物感染而进行手术的患者术后应在 ICU 接受护理，并需要密切监测所有重要器官，包括肢体灌注情况。

结果和预后

移植物感染接受治疗的报道结果清楚地表明，这种感染十分危险且难以治疗。据报道，肢体移植物感染术后 30 天死亡率为 10%~17%，截肢率是 40%。结果的不同取决于选择的治疗方法。如果仅仅对感染的移植物进行结扎，出现新的感染风险和发生术后出血的可能性低，大约为 5%，但是至少 25% 的患者会在 30 d 内截肢。另外，局部抗生素治疗后如果将移植物清除并在原位进行新的血管重建，则大约 30% 的患者会发生新的感染和大出血。截肢的风险仅有 6%，明显少于移植物结扎。

在原发性主动脉移植感染中，手术治疗后早期死亡率是 25%，并有 20% 的患者会失去至少一条腿。有主动脉十二指肠瘘的患者的死亡率接近 50%。与同期清除和重建相比，在移植物清除之前构建解剖结构之外的旁路会明显改善结果。

局部并发症

淋巴囊肿和血清肿

背景和病因

术后伤口皮下积液是正常的，尤其是在腹股沟。当积液出现在术后 24h 内时，通常是血肿，但是当术后第 1 周内出现分界明显的积液时，就是血清肿或淋巴囊肿。当降解的血液制品和组织分泌物在伤口积聚时就会产生血清肿，或者在清扫术中，当淋巴导管或腺体被破坏时淋巴液积聚形成淋巴囊肿。这两种类型都可以自发地被吸收或通过伤口引流排出。在后一种情况下，会发展成淋巴瘘，淋巴液的引流会间歇性地持续几周。据报道，在所有腹股沟切口中，淋巴囊肿的发生率是 6%。这两种并发症都可以转化为显性感染，并因此与术后伤口和移植物感染风险增加有关。

临床表现

根据早期的伤口感染区分血清肿和淋巴囊肿很困难。容易通过触诊探及的波动肿块是一个典型发现。切口周围的地方是肿胀的，没有发红、压痛。切口可以有清亮的液体渗出。液体的引流量通常很多，患者通常需要每天多次换药以保持切口区域的干燥和清洁。有时需要用超声来区分血肿和淋巴囊肿。

处　理

对于大多数少量积液来说，监测是最好的处理方法。多数会自发地被吸收，进行造瘘术后也会吸收。出现淋巴漏液时需要耐心，因为治愈过程可能需要几个月。由于血清肿和淋巴囊肿可能会增加感染的风险，所以文献中有时提倡积极探查并清除所有大的术后积液，但是根据情况选择方案更常见。这种处理方法建议只对有大量渗出物的伤口和那些怀疑与人工合成移植物有关的伤口进行手术治疗。手术包括清除积液并用组织覆盖移植物，通常使用几排可吸收缝合线。陈旧的长期淋巴囊肿有一个包膜，应该在淋巴导管输入端结扎后进行切除。

术后下肢肿胀

背景和起因

缺血的下肢成功血管重建后，超过一半的患者术腿将会发生明显肿胀。但事实上，许多血管外科医生认为这是手术成功的可靠标志。严重缺血的患者肿胀最严重。对这一并发症的解释尚不清楚，但微循环受干扰、弥漫性静脉血栓形成、淋巴引流受损和再灌注均被认为是可能的原因。肿胀通常会持续增加，在重建术后的 2~3 周达到高峰，并且可能会持续几个月。

临床表现

患者会因腿重、麻木、僵硬、疼痛而担心。水肿局限于小腿和足部，在第 2 天或第 3 天体格检查时很明显，这通常与患者恢复行走同时发生。肿胀在踝关节处最明显，但是整条腿都会发生。确诊很容易，但在某些情况下，需要进行双相扫描将这种情况与深静脉血栓进行区分。对于那些除了肿胀之外，小腿肌肉出现发绀、压痛或者下肢有严重而无法解释的疼痛的患者，建议采用双功能超声扫描。

管理和治疗

除了将肿胀的腿抬高及耐心等待之外，并不需要其他特殊的治疗。若术后肿胀持续超过 2 个月，这种处理也是足够的。如果可以的话，应尽量纠正其他可能的原因，如心力衰竭。同时，也可以用有轻微压迫作用的弹力袜来减轻症状。甘露醇、呋塞米和别嘌呤醇也都被试验过，但没有明确效果。一个重要的管理内容是告知患者这种病情的良性特点。

伤口边缘坏死

背景和起因

伤口边缘坏死是影响远端重建的小腿切口的并发症，它是由伤口边缘的缺血引起的。一些研究表明，多达 15% 的手术会受到伤口边缘坏死的困扰。危险因素包括长时间手术、严重缺血，以及过强的自固定牵引器的应用。术中对皮肤和皮下组织的破坏也增加了其发生的风险。

临床表现

在手术后的几天，伤口边缘的皮肤会出现红色或蓝色的变色。这种变色可能是局部的，但在接下来的一天内，这种变色的范围通常会增加，并且偶尔会累及整个切口（图 11.4）。变色区域会慢慢转变为黑色坏死，没有感染的迹象。一周内，坏死区域会明显与正常血液灌注的重要皮肤分界。这种情况通常与重

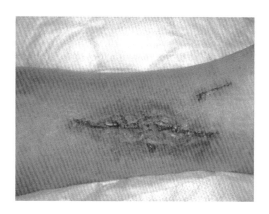

图 11.4　伤口边缘坏死

建成功和下肢肿胀一起发生。重要的是要区分干性坏死和伴伤口破裂、裂开和明显感染症状的更严重的缺血性坏死。

管理和治疗

伤口坏死通常通过伤口边缘的新生皮肤愈合。随着时间的推移，它将覆盖整个伤口表面。治愈的一个先决条件是坏死部分是松弛的，有时可以通过手术切除。治疗有时可能需要几个月的时间，在极少数情况下，当坏死较大时，需要分片皮肤移植。因此，积极的治疗包括浅表伤口修复和换药。

局部神经损伤

背景和起因

在颈动脉手术后，感觉和运动神经损伤是常见的，并且发生在下肢血管重建后的腹股沟和小腿切口处。在主动脉和髂血管手术中，神经损伤也会发生在腰骶神经丛和股神经的主干上。膝盖以下大隐静脉的剥离也与隐神经损伤的高风险有关，这就是为什么现在要避免远端剥离的原因。所有手术过程中受伤的原因，都是因分离神经或使用牵引器形成的压力造成缺血性损伤。有时，血肿也会压迫和影响神经。

临床表现

患者通常描述受损神经皮片上有一个麻木、疼痛的区域。神经损伤的疼痛属于灼热痛，经常与感觉过敏一起发生。表 11.7 列出了一些受伤神经和相应皮肤区域的例子。

表 11.7　受损神经和相应皮肤分布区域

受损神经	累及的皮肤区域
耳大神经	耳垂周围的皮肤
股神经分支	大腿内侧皮肤
隐神经	膝盖以下内侧皮肤和足部皮肤
腰骶丛神经	下肢的单侧或双侧运动和大部分感觉缺陷区域

管理和治疗

对于这些类型的神经损伤没有有效的治疗方法。应告知患者，这种损伤尽管麻烦，但是良性的，而且症状可能随着时间的推移而改善和消失。外周神经有很强的再生能力，至少术后一年，症状可以持续减轻。同样的方法也适用于神经主干损伤。对于明显疼痛的患者，应该给予镇痛治疗或进行神经阻滞。

拓展阅读

Blum U, Voshage G. Endoluminal stent-grafts for infrarenal abdominal aortic aneurysms. N Engl J Med, 1997, 336:13–20.

Calcutti R, Khan N. Approach to a patient of bleeding disorder. JK Science, 2002, 4:105–107.

Davies AH, Pope I. Early reoperation after major vascular surgery: a four-year prospective analysis. Br J Surg, 2007, 79(1):76–78.

Knight BC, Tait WF. Dacron patch infection. Eur J Vasc Endovasc Surg, 2009, 37:140–148.

Loftus IM, Thompson MM. The abdominal compartment syndrome following aortic surgery. Eur J Vasc Endovasc Surg, 2003, 25:97–109.

Moawad MR, et al. Nerve injury in lower limb vascular surgery. Surgeon, 2008, 6:32.

Nowygrod R., Egorova N. Trends, complications, and mortality in peripheral vascular surgery. J Vasc Surg, 2006, 43:205–216.

Veith FJ, Gupta SK. The management of failed infrainguinal arterial reconstructions// Bernhard VM, Towe JB (red.). Complications in vascular surgery. St. Louis: Quality Medical Publishing, 1991:281–290.

Zetrenne E, McIntosh B. Prosthetic vascular graft infection: a multi-centre review of surgical management. Yale J Biol Med, 2007, 80:113–121.

（蔡惠，董健，刘建林　译）

第 12 章　急性静脉疾病

要点提示

- 急性深静脉血栓形成可选择溶栓治疗。
- 股蓝肿可能需要切开取栓或溶栓，必要时行骨筋膜室切开减压术。
- 常规使用腔静脉滤器可以减少肺栓塞的发生。

背景和发病机制

背　景

本章主要讨论各种静脉问题，主要是血栓栓塞性疾病，而不是静脉损伤。后者在本书的第一部分中有介绍，该部分着重于身体的特定区域。静脉血栓形成非常常见，且与各种风险因素有关（表 12.1）。发病率随研究人群而变化，并随年龄增长而增加。基于医院的研究发现肺栓塞（PE）的比例较大，而社区队列研究中血栓患者更多。表现范围从仅产生轻微症状的浅表血栓性静脉炎或轻度深静脉血栓形成（DVT），到危及患者生命的伴大面积肺栓塞的 DVT。虽然静脉血栓栓塞性（VTE）疾病的开放性手术很少被提及，但其有助于我们了解有关 VTE 疾病诊断、发病机制和抗凝治疗的基本知识，同时对于鉴别诊断及少数情况下需要进行急诊血管内或开放手术治疗时也十分重要。此外，本章还将简要介绍手术和血管内治疗急性 DVT 的技术。

发病机制

当深静脉血栓形成发生时，小腿中的小深静脉通常会形成凝块。患有高

© Springer-Verlag GmbH Germany 2017

E. Wahlberg, J. Goldstone, *Emergency Vascular Surgery*, DOI 10.1007/978-3-662-54019-0_12

表 12.1　静脉血栓栓塞的风险因素

高危因素	低危因素
骨折（髋关节或下肢）	慢性心力衰竭或呼吸衰竭
髋关节或膝关节置换术	激素治疗
普外科大手术	恶性肿瘤
严重创伤	口服避孕药
脊髓损伤	既往 DVT 病史
	妊娠、久坐或卧床 > 3 d

凝状态疾病的患者或正在服用影响凝血功能药物的患者，容易发生静脉血栓形成。血块导致静脉壁和邻近组织中的局部炎症可能使小腿变得柔软。由于小腿中的小静脉成对存在，凝块不会导致静脉阻塞或远端水肿。然而，阻塞静脉的血流会减少，这会增加持续凝块形成的风险。然后，凝块将向近端方向生长并继续阻塞更多静脉。同样在这个阶段，远端水肿是非常罕见的，因为侧支广泛存在，直到常见的股静脉被阻塞才会发生明显肿胀。在这个水平，股深、股浅和大隐静脉的流出受到影响。持续的阻塞，导致腿和骨盆中所有的主要静脉几乎闭塞，可能导致一种叫作股蓝肿的可怕状况。在这个过程中的任何时候，都有相当大的风险，凝块可能从下肢静脉脱落，随血液流向肺部并引起肺栓塞。

临床表现

深静脉血栓形成患者站立或行走时，患肢的疼痛和肿胀常常会加重，一些患者也会出现患肢皮温升高、皮肤发红，当下腔静脉阻塞时，会表现为双下肢的症状。这些构成了深静脉血栓形成的典型症状，但许多患者完全没有任何症状，仅出现肺栓塞的迹象，包括呼吸急促和深呼吸时的胸痛，此外有些患者会出现咳嗽及痰中带血的表现。股蓝肿患者在此基础上会出现更严重的症状，表现为显著的肢体颜色变化，足背动脉搏动消失，触痛明显。偶尔也会出现脚趾坏疽，易被误认为动脉栓塞，应注意急性动脉栓塞不会导致下肢肿胀，通过这点可以避免误诊。

通过体格检查判断深静脉血栓形成的准确度仅有 30%，不能作为明确诊断的主要方法。深静脉血栓形成时可出现小腿局部触痛及 Homan 征阳性（膝关节伸展位，脚背屈曲时出现疼痛），但这些体征的特异度及灵敏度较低，不能作为主要确诊依据。其他体征还包括肉眼可见的浅表侧支静脉、凹陷性水肿和下肢肿胀。具有重要意义的是，后者应该使小腿腿围扩大 3 cm 以上。上肢血栓形成患者有类似的症状——最常见的是手臂肿胀和变色或疼痛。评分系统结合临床发现及病史以提高检查的准确性。如果超过 3 种上述体征和症状为阳性，75% 的患者在多普勒超声检查后确诊为 DVT。

诊　断

多普勒超声、CT 和静脉造影

所有被怀疑患有 DVT（即使低风险患者）或已出现上肢症状的患者，都应该接受双功能超声扫描。此检查包括静脉的显像、血栓状态、血流和评估静脉的可压缩性。后者被认为是深静脉血栓形成的直接证据，因为管腔内有血栓的静脉不能被压缩，而正常静脉的管壁很容易通过加压探头后被压扁。此外，超声下血流不随呼吸节律变化也是深静脉血栓形成的一个重要迹象。

静脉造影是通过足部浅表静脉注入造影剂在透视过程中观察血管及血栓状态。在超声广泛使用之前，静脉造影下出现"双轨征"是诊断 DVT 的首选及"金标准"，现在它主要用于医院无法使用超声或超声无法识别的下肢深静脉血栓。

CT 血管成像是诊断可疑肺栓塞的常用方法，但很少作为筛查一般 DVT 的工具。对于没有检查禁忌证（对比过敏、肾脏疾病和妊娠）及 D- 二聚体阳性的患者，该检查具有较高的可靠性。

临床概率预测和评分系统

通过使用临床参数来预测深静脉血栓形成发生的可能性，有时是有价值的。有评分系统将临床和病史结合起来，以提高疑似深静脉血栓形成临床诊断的准确性。例如，如果出现 3 种及以上 DVT 典型的症状及体征（压痛、肿胀、疼痛、颜色改变、静脉扩张），超声检查时 75% 的患者会被确诊为深静脉血栓形成。关于这个问题，很多书中都可以找到更详细的例子。

血液检测

对深静脉血栓形成诊断有用的另一个检测是，确定血液中纤维蛋白降解产物 D- 二聚体的浓度。在大多数研究中，该试验对诊断深静脉血栓形成的灵敏度为 90%，阴性预测值为 90% 或更高。因此，对于有症状的可疑患者，如果 D- 二聚体阴性（阈值取决于所用的检测类型），基本可排除深静脉血栓形成。因此，在急诊诊断尚不明确时，其可作为一个筛查检测。

急诊科处理

出现单侧肢体肿胀和疼痛的患者应怀疑患有深静脉血栓形成，建议使用症状和体征评估发生率，如果判断可能性较高，则进行双功能超声扫描检查（图 12.1）。如果概率较低，则抽血测 D- 二聚体，阴性则排除深静脉血栓形成或肺栓塞作为主要诊断，阳性则表明可能患有静脉血栓栓塞性疾病或其他疾病，需要进一步检查。在大多数医院中，这意味着可以利用双功能超声扫描明确诊断。如果出现深静脉血栓形成的迹象，检查过程中明确血栓严重

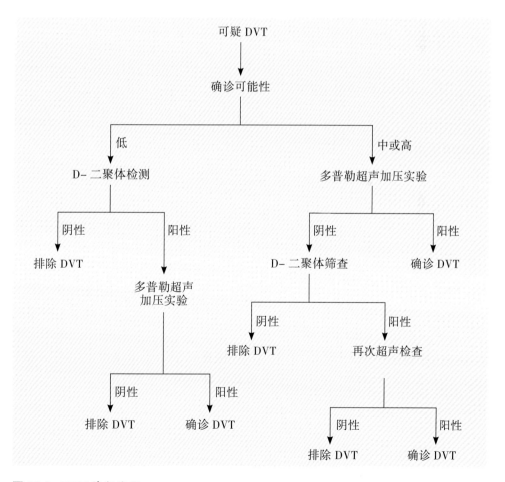

图 12.1　DVT 诊断流程

程度很重要，这有助于制定下一步治疗方案，一些累及髂静脉、股静脉或下腔静脉的血栓需要溶栓治疗，甚至腔静脉滤器植入。当深静脉血栓形成被确诊后，获取基线凝血指标，并开始低分子量肝素抗凝治疗。排除可能导致血栓形成的其他因素也很重要，例如，可以利用 CT 证实腹部是否有恶性肿瘤。患者可以住院治疗，也可以在门诊进行。本书专注于血管的手术治疗，因此对 DVT 患者的管理不做过多讨论。

少量确诊患者需要急诊外科或腔内治疗，参考表 12.2 可以筛选出这类患者。一些极端情况，如患者因肺栓塞导致右心衰竭，进而引起肺水肿和低血压，应行急诊手术尽可能多地清除血栓，挽救患者生命；其他更常见的需要急诊手术的情况见表 12.2。上肢血栓形成患者也能从急诊溶栓中获益，因此，表 12.2 中列出的情况也同样适用于超声证实的腋静脉或锁骨下静脉血栓形成患者。

表 12.2　超声明确髂、股静脉血栓形成后急诊手术（开放或腔内）指征

临床表现	治疗方案
年轻患者	溶栓
症状出现 <10 d	溶栓
症状明显	溶栓
肝素治疗禁忌	腔静脉滤器，血栓清除术（切开取栓、机械取栓）
股蓝肿	溶栓，血栓清除术，骨筋膜室切开术
腔静脉漂浮血栓	腔静脉滤器
广泛血栓形成伴大面积肺栓塞	溶栓

如果 D- 二聚体阳性且肺部症状明显（或有胸痛或咯血），则在双功能超声和实验室检查的基础上加入 CT 血管成像来明确有无肺栓塞的征象。如果患者确诊了肺栓塞，心动超声评估心脏功能也十分重要，同时给予患者吸氧治疗。值得注意的是，一些肺栓塞患者的 D- 二聚体检查可呈阴性，因此，如果高度怀疑肺栓塞，无论 D- 二聚体的结果如何，都应该进一步检查以明确诊断。肺动脉阻塞超过 50% 的严重肺栓塞患者需要急诊溶栓治疗，大面积肺栓塞可导致右心衰竭，进而引起肺水肿和低血压，应尽可能地清除血栓，才能挽救患者生命。

血管腔内治疗

溶栓时机及指征

广泛髂、股静脉血栓形成伴重度梗阻症状的患者可进行溶栓治疗，以减少静脉损伤，从而降低发生血栓后综合征的风险。早期溶栓的目的是开通静脉并保护静脉瓣膜免受血栓破坏。由于效果显著且不良反应较少，因此导管接触性溶栓是目前优于全身溶栓治疗的首选方法。部分原因是在导管接触性溶栓时需要进行静脉造影，此过程中可以明确闭塞或狭窄节段并进行针对性处理，而全身治疗或外科切开取栓无此优势。

溶栓治疗应个体化，最适合有明显症状的髂、股静脉血栓形成患者。导管局部溶栓治疗的出血风险低于全身性溶栓，在开始溶栓治疗之前，最好与凝血相关专科医生进行沟通。血压升高是颅内出血的高危因素，应该在局部溶栓前进行治疗。第 10 章中列出了溶栓治疗的禁忌证。

溶栓技术

导管接触性溶栓常用的溶栓药物是凝血活酶抗原（tPA）。对于髂、下腔静脉血栓，同侧或对侧股静脉穿刺均可；而对于髂、股静脉血栓，推荐经腘静脉穿刺入路；穿刺可以在超声引导下进行，会更方便简单。如果可能的话，选择对侧穿刺可以减少出血，同时也能降低导管通过血栓时引起血栓脱落肺栓塞的风险。而同侧穿刺时的好处是可以避免"翻山"引起的正常瓣膜破坏，特别是血栓位于股静脉处时，可以选择穿刺同侧腘静脉。如果血栓已累及下腔静脉近心段，可选择穿刺颈静脉入路。

通常使用头端封闭的侧孔导管插入血栓进行溶栓治疗，通过造影明确血栓范围后固定溶栓导管的位置。具体的溶栓方案目前尚未统一，不同医院之间差异较大。有时可以一次给药（时间不少于 30 min），然后造影评估效果。一般来说，静脉溶栓需要的时间较长，对于一些病情严重的患者，甚至可能会超过 4 d。在此过程中，需要反复造影来评估溶栓效果并调整导管的位置（图 12.2）。同时还需要定期检测血液凝血指标，通过凝血酶原时间来调整肝素的使用剂量。

手　术

既往手术切开取栓术用于髂、股血栓形成的患者，可以降低发生血栓后

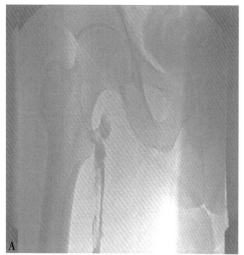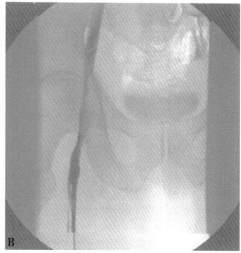

图 12.2　髂静脉血栓溶栓前（A）和溶栓后（B）

综合征的风险。虽然有一些临床病例系列研究显示切开取栓术可以获得良好的效果，但随机临床对照试验却未得到相同结果。有报道对比了开放性手术和低分子量肝素两种治疗方案，结果发现两者发生血栓栓塞后综合征的概率相近。考虑到手术常见的风险和术后并发症，如腹股沟感染和出血，目前很少推荐使用开放性手术进行静脉血栓清除，除非患者血栓负荷量大且伴有抗凝和溶栓禁忌。其另一个适应证适用于股蓝肿患者的血栓清除。"技术要点"中描述了静脉切开取栓术的技术要点，但这对于经验有限的血管外科医生仍有一定的操作难度。

股蓝肿

　　如前所述，这种严重深静脉血栓的特征表现为下肢重度肿胀并伴有发凉及足部皮肤花斑。这类患者即使接受规范抗凝治疗，发生肺栓塞的风险也很高。股蓝肿伴发于隐匿的恶性肿瘤，因此股蓝肿患者诊疗过程中一定要排查有无恶性肿瘤。对于股蓝肿患者，如果下肢动脉搏动良好，其治疗可遵循上述一般深静脉血栓形成的处理原则，必要时可行骨筋膜室切开术（见第9章）。当足背动脉搏动良好或踝部动脉压超过 70 mmHg 时，表明动脉灌注充足，首选的治疗方式是溶栓。如果患者足背动脉搏动不能触及或踝部动脉压力测不出，切开取栓将是最佳治疗策略，这可能是减少血栓蔓延、恢复下肢动脉血供的唯一途径。对于需要骨筋膜室切开的患者，切开取栓尤为适用。当可能

技术要点

静脉切开取栓术

　　首选全身麻醉，术前预防性应用广谱抗生素。在腹股沟股总静脉正上方切口，向远端延长至股浅静脉，游离暴露股总、股浅静脉及其分支，用血管吊带分别保护。肝素化，在股总静脉做横向切口。然后请麻醉医生给予患者正压通气，以尽量减少肺栓塞的风险，将 7F 或 8F 的 Fogarty 导管从近端插入腔静脉，尽可能多地抽出血栓。如果肺栓塞的风险很高，单纯利用正压通气预防是不够的，如果血栓突入或累及腔静脉，则应该在手术之前植入下腔静脉滤器。此外，还可以通过对侧穿刺导入球囊阻断下腔静脉，特别是对于髂静脉内的漂浮血栓，可以有效防止其脱落引起肺栓塞。接下来，用绷带从足部到切口部位进行加压，可以把血栓从远端静脉挤出。也可以尝试用取栓导管进行远端静脉的血栓清除，但这通常比较困难，因为瓣膜可能会阻挡 Fogarty 导管进入远端静脉。最后，5-0 Porlene 线连续缝合关闭静脉切口。此外，可同期利用大隐静脉分支与股总动脉端侧吻合建立人工动静脉瘘，这样做的目的是通过动静脉瘘增加髂静脉流量，达到更好的通畅性，但该方案需要暴露动脉及其分支，增加了手术难度。最后充分止血，检查无活动性出血后缝合关闭伤口。

　　需要筋膜切开术时，手术血栓切除术尤其适用。对于一些危重患者，如晚期恶性肿瘤患者，截肢有时可能是唯一也是最好的解决方案。

腔静脉滤器植入术

　　腔静脉滤器置入的适应证包括：①充分抗凝后仍反复发生肺栓塞。②近端深静脉血栓形成伴抗凝禁忌。③近端 DVT 足量抗凝时出现大出血并发症。④抗凝后髂、股静脉的血栓仍在进展。⑤髂静脉或下腔静脉内大量漂浮血栓。⑥大面积肺栓塞时预防再次发生致死性血栓脱落。⑦静脉血栓清除术（术中或术后）。

　　市场上有几种类型的滤器可供选择，当不需要永久放置时可以选择临时滤器，其中一种情况就是上述适应证的最后一条。滤器放置后的并发症发生率很低，最常见的是穿刺部位血栓，偶尔有滤器脱落至右心房的报道。滤器植入可以通过颈静脉或股静脉入路，如果 CTA 提示下腔静脉中广泛血栓形成，首选颈静脉入路。在"技术要点"中简要描述了通过股静脉放置过滤器的方法，并在图 12.3 中展示了下腔静脉放置的位置。

技术要点

腔静脉滤器置入术

术前必须明确穿刺侧的髂静脉和下腔静脉无血栓形成。使用 Seldinger 技术穿刺股静脉，插入血管鞘，静脉造影。导丝导引，通过猪尾导管造影可以更好地观察并测量腔静脉，同时明确肾静脉的位置。放置滤器时，在导丝引导下导入 12F 或以上直径的长鞘至滤器放置平面，预装的滤器经长鞘推送至植入位置并在透视监测下释放。最后，回撤导管，静脉造影。

术后治疗

溶栓或切开取栓术后，患者应保持下肢或手臂抬高，并应用压力袜或压力绷带。术后 2 周内，给予 24 h 持续的压力治疗。间歇性压力装置可增加静脉血流量，有利于静脉溶栓或切开取栓术后的通畅。对于间歇性压力装置的使用，其获益已得到临床研究的支持。患者还应接受长期抗凝，起始可用低分子量肝素，后面可以用香豆素类药物替代，或者可以应用新型口服抗凝药，

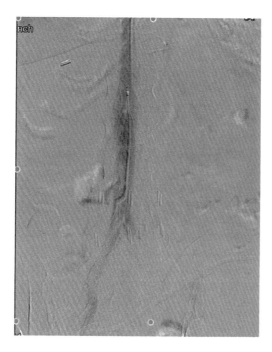

图 12.3 静脉造影示放置好的滤器

抗凝治疗至少持续 6 个月。此外，应评估潜在的凝血障碍，因为其可能会影响抗凝治疗的时长和类型。

结果和预后

文献中有几项研究比较了溶栓和抗凝治疗急性深静脉血栓的疗效，meta 分析表明前者对血栓溶解和静脉通畅更有效。此外，与抗凝治疗相比，溶栓治疗后出现血栓栓塞后综合征的患者显著减少。因此，急性髂、股静脉血栓形成患者应考虑溶栓治疗。然而，溶栓治疗也会带来更多的出血并发症，因此选择合适的患者非常重要。此外，切开取栓术似乎能够保留至少一半的瓣膜，并且 80％ 的闭塞髂、股段静脉可以重新开放。对于腔静脉滤器预防肺栓的前瞻性研究较少，但至少有一项随机对照试验肯定了滤器的近期疗效。这项研究表明，临时滤器植入可能比单独抗凝更有效，这对于患者来说是有获益的。

其他静脉疾病

血栓性静脉炎

当浅静脉血栓形成并引起周围组织炎症时，称为血栓性静脉炎。其发病率较高，具体发生机制尚不明确，有可能与凝血紊乱或局部炎症有关。由于曲张的静脉容易因轻微创伤而受损，并且通常血流量低，因此更容易出现血栓性静脉炎。值得注意的是，恶性肿瘤患者出现这种情况的风险也很高，如果没有明确的病因（已知的凝血障碍或创伤），应该进一步排除其他导致血栓性静脉炎的疾病或凝血问题。患者表现为肢体沿浅表静脉处的重度疼痛，伴皮肤触痛及灼热感，体格检查就可明确发生静脉炎的血管位置及其分布情况。由于下肢的血栓性静脉炎可能扩散到深部并导致深静脉血栓形成，甚至肺栓塞，因此明确血栓是否延伸到深静脉是十分重要的。在文献中，约有 10％ 的案例发生了这种情况，如果怀疑有深静脉血栓，可以采用双功能超声扫描来确认。治疗方面主要是镇痛及给予低分子量肝素皮下注射。之前对于大腿的浅静脉血栓，特别是接近大隐静脉至股总静脉的入口处，建议通过手术高位结扎大隐静脉，以防止血栓持续进展导致深静脉和肺动脉栓塞，而目前手术已很少被提及，即使是腹股沟附近的血栓。通常的做法是抗凝治疗的基础上超声监测血栓至股总静脉的距离，即使血栓经肝素抗凝后仍继续进展。

拓展阅读

Agnelli G, Becattini C. Acute pulmonary embolism. N Engl J Med, 2010, 363(3):266–274.

Augustinos P, Ouriel K. Invasive approaches to treatment of venous thromboembolism. Circulation, 2004, 110(9 Suppl 1):I27–I34.

Juhan CM, Alimi YS, Barthelemy PJ, et al. Late results of iliofemoral venous thrombectomy. J Vasc Surg, 1997, 25(3):417–422.

Sharafuddin MJ, Sun S, Hoballah JJ, et al. Endovascular management of venous thrombotic and occlusive diseases of the lower extremities. J Vasc Interv Radiol, 2003, 14(4):405–423.

Torbicki A, Perrier A, Konstantinides S, et al. Guidelines on the diagnosis and management of acute pulmonary embolism: the Task Force for the Diagnosis and Management of Acute Pulmonary Embolism of the European Society of Cardiology (ESC). Eur Heart J, 2008, 29(18):2276–2315.

Watson L, Broderick C, Armon MP. Thrombolysis for acute deep vein thrombosis. Cochrane Database Syst Rev, 2014, (1):CD002783.

（陈冰宜，刘建林　译）

第13章 透析血管通路面临的棘手问题

要点提示

- 透析通路瘘管感染可造成皮肤糜烂及致死性大出血。
- 透析通路感染应在专科处理，不应在急诊科进行清除。
- 透析闭塞通路修复的缓急取决于患者对透析的需求程度，以及是否存在其他可用的透析方案。
- 盗血综合征应该被快速诊断和治疗。

背 景

血液透析是治疗慢性肾功能不全的重要方法，该方法要求患者具备良好的血管条件，以便提高透析血流量及透析效率。目前血液透析主要借助于创建血管通路来完成，而血管通路的创建主要有两种手术方法：自体动静脉（AV）瘘法，通常在手腕进行（图13.1）；以及桥接瘘管法。后者在本章中被称为动静脉移植物，该方法是借助人工合成的聚四氟乙烯膜（ePTFE）在动脉与静脉之间构建桥梁载体。环状移植瘘管作为动静脉移植物的代表而被广泛应用于临床，该瘘管在前臂掌侧潜行，流入及流出的吻合部位均在肘窝（图13.2）。直型动静脉移植物也较常见，该瘘管的流入部在手腕部，流出部可在肘窝，也可在上臂。另外，可以通过保持头静脉位置不变或将肱静脉浅表移位至上臂掌侧来创建上臂的动静脉瘘管（图13.3）。这两种人工移植瘘管的方式均在肘窝部的分支动脉形成了端侧吻合。此外，构建血管通路也可引起并发症，严重者可导致患者死亡，同时也可加重本就患有严重疾病的患者的发病率。美国的一项研究调查显示，每3例动静脉瘘管手术后至少有1例需要进行紧急再手术。

© Springer-Verlag GmbH Germany 2017

E. Wahlberg, J. Goldstone, *Emergency Vascular Surgery*, DOI 10.1007/978-3-662-54019-0_13

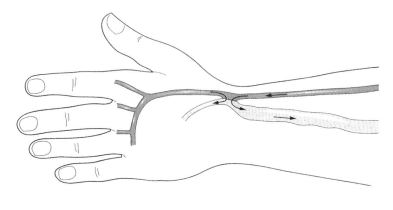

图 13.1 动静脉瘘原理

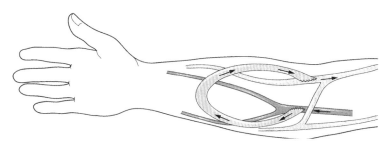

图 13.2 动静脉"袢移植物"示意图

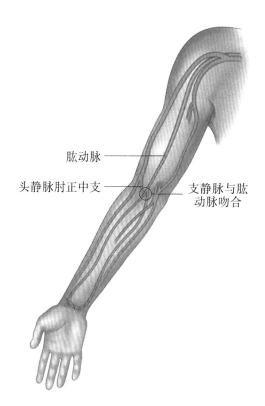

肱动脉

头静脉肘正中支

支静脉与肱动脉吻合

图 13.3 上臂造瘘原理

如今有大量的患者需要进行透析治疗。在瑞典（2016 年人口约 1000 万人），有约 3000 例以上的患者需要透析；每年有至少 600 人或每天至少 2 人会因为透析通路问题而寻求医疗帮助。其中大部分人会去有透析中心或有处理这些并发症经验的医院寻求治疗，但是有一部分人会去一些其他机构。因此，内外科医生能够及时辨认出那些需要急诊处理的并发症是很重要的。本章旨在为此类决策提供依据并给出管理建议。

病理生理学

在导致急性住院的透析通路中发生的最重要的并发症，是通路远端的阻塞、感染、出血、局部肿胀和动脉供血不足。所有这些都可以在初次手术后早期或透析几年后发生。肿胀通常由假性动脉瘤、血肿或血清肿引起。在大多数情况下，这些并发症的诊断较简单，但它们的处理颇为困难。因此，下文将对并发症进行讨论。

闭塞和血栓形成

早期闭塞通常是由较差的围手术期身体状况和手术操作失误导致的，最早可发生于术后 4 周。在动静脉瘘中，未成熟或稳定的瘘管很难与早期血栓形成鉴别。回顾型研究证实，有 10%~20% 的腕部动静脉瘘未成熟。

晚期闭塞通常是由多因素共同导致的。例如，脱水和低血压有时是闭塞的主要原因。血管狭窄存在的时间越长，发生闭塞的风险越大。不考虑通路类型的情况下，闭塞常发生在流出道吻合处下方 1~2 cm 处（图 13.4）。最初，狭窄对血流产生阻力，流速不断降低，降低到一定程度时就会发生闭塞。在动静脉移植物中，闭塞常好发于吻合区域和曾经的穿刺区域。晚期移植血管的血栓切除术成功率较低，因为随着时间增长和反复使用会使狭窄的风险不断升高。发生于流出血管近心端的血栓形成性闭塞，如腋窝水平的闭塞也时有发生。

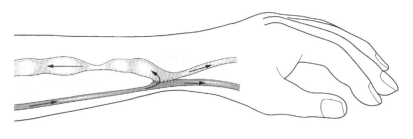

图 13.4　动静脉瘘管狭窄

感　染

约 11%~35% 的动静脉移植物最终会出现感染性并发症。通路构建后的术口感染就属于这一类，可能与皮肤缝合不充分相关。尽管进行了强化抗生素治疗，但这种感染还是可能会扩散并在吻合口周围形成脓肿。在动静脉瘘中，发生在术后早期之后的感染是罕见的，总感染率仅为 3%。此外，它们通常是良性的，只能用抗生素治疗。对于这两种通路类型，感染可能会侵蚀动脉或静脉壁，从而导致严重出血或假性动脉瘤形成。

感染可以呈暴发性，严重者可导致败血症，甚至死亡，但是在临床中，感染往往呈现隐匿型、轻微症状型。这可能与动静脉移植物在穿刺时被污染相关，故感染后症状较少，预后也较好。若穿刺后出现血肿，则感染风险会增加。而且这类感染常侵袭整个移植物，同时沿移植物会出现多个局部脓肿。

通路感染阳性培养物中最常见的微生物是金黄色葡萄球菌，链球菌和革兰氏阴性菌也很常见。后二者造成的感染比葡萄球菌的感染更加严重。

出　血

创伤或不正确的穿刺会导致动静脉瘘和出血。因此，正确的穿刺技术对于避免不必要的血管壁损伤非常重要。由于通路中的高血流量，即使瘘管上的小口也可造成大量的出血。腕部瘘管的出血量可超过 400 mL/min，上臂可更高。如前所述，感染也可导致剧烈的出血。这是由于感染时没有严密监测患者病情所致。此外，覆盖动静脉瘘扩张静脉的皮肤通常很薄，不能很好地控制出血。尿毒症患者也有凝血级联的多因素障碍，增加了出血的风险。

▶ **注意**：因为通路中血流量较高，功能良好的动静脉瘘出血常常比较剧烈。

动脉瘤和血肿

目前临床上对一些动静脉瘘管静脉端变成真性动脉瘤的原因尚不清楚，但是通路的血流强度和血管质量与其发病相关。假性动脉瘤在人工移植物中较常见，仅次于穿刺，其发生频率与穿刺次数有关。据报道，动静脉移植物的发生率为 10%，而只有 2% 的动静脉瘘有发生这种并发症的风险。如前所述，感染是吻合区域假性动脉瘤形成的重要促进因素。

血肿常是由穿刺引起的，通常在数周内被吸收。有时血肿部位的肿胀会持续较长时间，这种肿胀由血浆和纤维化组成。极少数情况下，会由于血肿过大而需要外科手术干预。

盗血和动脉供血不足

盗血意味着移植血管或者瘘管中的血流量太大而导致流向末端的血液减少。所有的动静脉瘘或动静脉移植都会有盗血现象（图 13.5），但极少出现末端动脉缺血症状。动脉供血不足出现的频率取决于盗血的严重程度。

1%~2% 的动静脉瘘患者和 5%~6% 的动静脉移植患者的通道是在前臂建立的。上臂通道的发病率更高。糖尿病患者发生由盗血引起的动脉供血不足的风险更高。

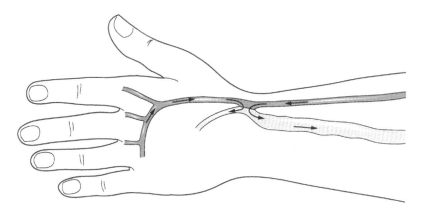

图 13.5　腕部动静脉瘘的"盗血"原理。当流量增高，从手臂远端抽血时会出现症状

临床表现

诊断透析通路的并发症通常较为简单。患者常能学到关于透析通道的知识，对并发症有一定的了解。此外，因为每周 2~3 次的透析，护士会对通道进行检查和评估。因此，患者收入院时常诊断明确。外科医生的职责就是确定诊断并为治疗做好准备。

闭塞和血栓形成

病史和体格检查对于血管闭塞的诊断十分重要。表 13.1 中列举了一些引

表 13.1 透析通路闭塞患者的病史

病史	病因	治疗
透析期高阻力	流出道血管狭窄	修复/扩张
透析期动脉抽吸	流入道动脉狭窄	修复/扩张
穿刺困难	血流影响（动脉狭窄）	修复/扩张
新建立的通路	术中错误判断或技术失误（<4周）	修复
脱水	系统原因（如胃肠炎）	血栓切除/血栓溶解
透析伴一过性低血压	系统原因（如药物）	血栓切除/血栓溶解
手或手臂肿胀或变色	邻近流出血管的血栓形成/狭窄（如外部瘘管在睡眠中受压）	在另一只手臂建立新的通道

起移植血管闭塞的病因。

通过触诊流出道震颤和听诊流出道血管杂音，可以评估动静脉移植物的功能。震颤像指尖的震动。当移植血管通畅时，可以察觉到震颤且可听见杂音。在动静脉移植中，有时很难确定血流的方向。一般来说，动脉的吻合处常位于尺骨侧，静脉支位于桡骨侧，血流沿着血管在前臂环形流动（图 13.2）。但有时血流会呈反向流动。可用手指按压住血管环的尖端，然后在移植血管上触诊震动。震动和杂音仅能在动脉端触及。如果通路为新建的或肢体肿胀，将很难触及震颤，但此时动静脉移植可能仍是通畅的。另外，已经闭塞的移植血管因为震动传到血栓中仍可有搏动。之前功能正常的移植血管，出现无杂音、无震颤、无搏动，则可能出现了闭塞。

对于怀疑闭塞的动静脉瘘的检查和评估方法同上，也是通过触诊、听诊的方法寻找流出血管的震颤和杂音。动静脉瘘的搏动比动静脉移植的更加容易评估。功能正常且建立时间少于 2~3 周的动静脉瘘可无搏动。因为血流量较大，所以已经使用了一段时间的动静脉瘘更容易检测。在之前的瘘管上出现新的搏动提示可能有小的流出道梗阻。之前有搏动的血管出现完全的搏动消失，提示梗阻已经造成了闭塞。也可以通过小心地部分按压肘窝部或腋窝部的流出道血管并寻找搏动来评估动静脉瘘。

感　染

透析通路的感染与普通感染的临床表现并无区别，患者常常表述为疼痛、敏感、发热和流脓。对感染程度的评估可指导治疗。严重的感染可导致败血症，甚至出血，患者需要紧急的治疗；而较轻的感染可进行观察。建立动静脉移植物的早期，手术区域的局部皮肤可发红和肿胀。这些表现通常反映出患者对移植材料的反应，而且常在 3~4 d 内消散。评估瘘管和移植血管的功能也很重要，因为感染可导致闭塞，闭塞也可导致感染。

出血、血管瘤和血肿

采集有出血并发症患者的病史时，应涉及感染的相关症状。检查肿胀和出血时，应留意感染的征象。搏动的肿块提示血管瘤，若搏动性肿块出现于吻合区域，则可能源于缝合线。

盗血和动脉供血不足

盗血的主诉包括建立通路的手部末端疼痛、麻木、发冷、无力，这些症状常常在透析时加重。对于有动脉粥样硬化缺血的手臂，使用手臂和手臂抬高时症状会加重。体格检查可发现指尖的坏死、苍白、发绀，桡动脉搏动减弱，有时搏动可完全消失。

▶ **注意**：盗血可导致严重的缺血问题，所以应该及时处理和治疗。

诊　断

仅有一小部分的透析通路并发症需要紧急治疗。情况危急的患者除了病史和体格检查外，不需要诊断性的检查即可确诊。诊断性检测的基础是双功能超声。一般来说，血管瘤、血肿的诊断和盗血、动脉供血不足的评估需要双功能超声。该检查也为制定治疗计划提供重要的信息。这几种类型的并发症不需要紧急检查，可选择合适的时间进行。有些人将血管造影作为有症状的盗血的首选检查，因为它能显示逆流和侧支循环的血流状况。在动静脉瘘和动静脉移植中，血栓形成很少需要诊断性的辅助检查。功能较差的通路应及时在闭塞之前进行治疗。因此，当有问题的通路在检查中仍然通畅时，应及时进行双功能超声来定位狭窄并提供修复的策略。当没有双功能超声时，可以用血管造影来代替。

管理和治疗

急诊科

闭塞和血栓形成

急性的透析通路闭塞并不是血管外科的急症，但新建立的动静脉瘘发生闭塞时则为急诊情况。闭塞发生后 6~8 h，血栓会破坏血管的内膜，此时该通路将无法修复。因此，新形成的闭塞应该进行血栓切除和血管修复。对于已经长时间闭塞的通路，能够采取的补救措施很少，主要考虑患者的尿毒症情况及对透析需要的急切程度。应尽快与肾内科医生合作建立透析通路进行透析。在决定是否进行血栓切除和血栓溶解并进行狭窄扩张时，应考虑以下几个问题：

- 该透析通路之前是否发生过问题，以及是否被修复过？
- 该透析通路在介入治疗后还能被用于透析的概率有多大？
- 有哪些可用的替补透析通路？

如果该通路之前出现过问题而且被修复过，那么在该通路继续进行透析的可能性很小，此时应考虑其他去除血栓的办法。当没有其他可用的通路时，则应该使用更加有效的方法来挽救通路。另外，动静脉移植物一旦发生堵塞，可通过血栓切除术或血栓溶解进行挽救。并且手术越早做效果越好，但是不建议在夜间进行。对于已经排除了动静脉移植物狭窄的情况下，可优先选择血栓溶解进行血管再通。

在不同的血管外科中心，由于介入医生的水平差异，有些选择血栓切除术及狭窄修复，有些选择介入下球囊导管成形及血栓溶解术。因为透析患者凝血系统紊乱，所以在进行血栓溶解术时总是伴随较高的出血并发症风险，但是可以避免一些外科手术的并发症。

感　染

怀疑透析通路区域感染的患者应及时收入院观察，除非临床表现提示局限的轻微感染。不应在急诊科进行清创，因为有造成严重出血的风险。创伤应被清理并加盖抗菌溶液敷贴，并嘱患者口服针对金黄色葡萄球菌的抗生素，在使用抗生素之前应进行细菌学培养。若患者情况允许，应抬高患肢以减轻肿胀。当怀疑严重感染时，推荐静脉使用抗生素。若动静脉移植物局部感染伴发败血症，则必须将移植物立刻取出。进行透析的没有明显感染症状的败血症患者可先进行抗生素治疗数天，无效后再取出移植物。

出　血

所有的大出血患者，都应该立即用手按压出血处来控制出血。如果出血比较严重或持续不止，应给予手术探查并止血。当指压止血不能完全止住时，可采用止血带止血。止血带放置于上臂，并将气囊加压至收缩压 50 mmHg。止血带下应加垫以避免皮肤损伤。一旦出血部位已经被手术暴露并控制，就应该松开止血带。大量出血时，应及时建立静脉通路进行容量补充治疗及方便采样检测。

对于较轻微的出血，如穿刺部位的出血，应对患者进行持续按压及监测。手指按压持续 20~30 min 可有效止血，且不会阻塞移植血管的动静脉瘘血流。若此时出血停止，可用加压绷带代替手指按压。若按压数小时后仍持续出血，应进行凝血功能检测。在考虑移植血管栓塞的风险后可进行药物治疗。尽量避免对小出血进行手术修复。少数情况，出血源头是可手术治疗的，但通常都需要复杂的操作来控制和修复。

动脉瘤和血肿

临床上对有动脉瘤且表面仅有薄层皮肤的患者应给予外科切除。当有感染的迹象时尤其要进行紧急处理，因为这种动脉瘤不仅会导致剧烈出血还会引起败血症性栓塞。这类患者通常需要进行双功能超声来与其他不需要紧急治疗的液体积聚疾病鉴别。

双功能超声有助于鉴别血肿是否压迫透析通路及影响血流。没有合并感染的血肿可以选择自行吸收。如果血肿迅速扩张，数小时内就影响到通路内血流，则建议立即修复，这种情况通常是由移植血管撕裂造成的。对于旧的、稳定的血肿，当通路的功能受到威胁时，穿刺抽吸血肿也是一种可行的方法。为避免感染，穿刺部位应尽量远离移植物。

盗血和动脉供血不足

继发于盗血的动脉供血不足无须紧急处理。通常需要通过双功能超声或血管造影等检查来制定合适的治疗计划。治疗期间应尽快给予患者阿片类止痛药。当患者缺血症状严重时，也可对患者进行移植血管和动静脉瘘的束扎，但患者疼痛剧烈拒绝治疗时可能需要进行急诊手术。

手术和其他治疗措施

闭塞和血栓形成

血栓溶解在临床上已被用作一线治疗措施，同时也是替代血栓切除的一种治疗方法，它可以避免外科手术和全身麻醉带来的风险。对于中心型狭窄所导致的闭塞也可以采用血管成形术来修复，因为这种情况在开放性手术中很难修复。对于有溶栓禁忌证的患者（见第 10 章），应该给予开放性手术，不应进行溶栓治疗。在有些医院，为了减少出血风险，一般在初次尝试开放性血栓切除术数天后才进行溶栓治疗。

没有介入手术经验的外科医生不应开展除动静脉瘘血栓切除术以外的手术。因此本章节仅对此步骤进行详细解释，其他的步骤将仅做概述。这项技术在"技术要点"中会具体讲述。简单的血栓切除术作为唯一的操作很少成功，这项技术起初是在排除解剖因素导致的闭塞情况下推荐使用的，但通常总是与修复或狭窄扩张术联合使用。

血栓溶解术

如上文所提到的，血栓溶解有避免外科手术和全身麻醉风险的优势，且中心型狭窄所导致的闭塞也可以通过血管成形术来修复。动静脉移植物的血栓溶解常涉及将导管从易穿刺部位插入移植血管中。环状移植血管的尖端为易穿刺的部位。首先将引导丝放入静脉干，之后通过一个 4F 扩张器替换脉冲喷雾导管。尖端最初应该很好地放置在流出静脉中，以使静脉造影能够排除中央狭窄。在将尖端置于血栓中后，在动脉干上也进行类似的穿刺。局部肝素化后，便可在两个导管处开始进行血栓溶解。动静脉瘘的血栓更难处理，瘘管的入口应建立在靠近吻合口的地方，而且需要行静脉造影来显示开放血管的分支，构建好后常常使用边缘开孔的导管快速高浓度注射，注射过程被省略。

动静脉移植

动静脉移植及动静脉瘘管血栓的血栓切除术所使用的技术都是相同的。因为人造移植物更容易发生感染，所以推荐预防性使用抗生素。

暴露移植物最简单的方法就是在环状移植物的尖端或直移植物的中部。推荐皮肤切口与移植物平行且超过一部分。横跨移植物的切口会增加术后切口并发症（如组织坏死和移植物感染）发生的概率。也可以将切口开在原来手术静脉吻合的瘢痕上。在患者有功能不全的病史且可能有狭窄的情况下，推荐使用这种方法。由于动静脉移植物植入后会发生广泛的纤维化，因此在暴露时会发生困难。解剖不仔细会在移植物中造成孔洞，当血流恢复时会导致新的问题出现。例如，在解剖过程中广泛牵拉移植物。对于距离皮肤切口有一定距离的移植物破口出血，最好使用 4 号 Fogarty 导管扩张来进行控制，并用三路活塞封闭。应该使用血管铸型的血管夹来控制移植物，以避免对移植物产生机械损伤。此外，"技术要点"中对于动静脉瘘血栓切除的描述对动静脉移植物同样有效。

修　复

　　修复的目的是解决导致通路闭塞的问题或威胁其功能的问题。动静脉瘘或动静脉移植物中狭窄的部分用补片或中间置入一段静脉或合成移植材料来代

技术要点

动静脉瘘的血栓切除

　　首选腋神经阻滞，但是患者如果局部出血风险较大，应避免局部麻醉。考虑到肝炎的风险，术者应使用保护面罩及双层手套。常规消毒铺巾暴露入路手臂。对于动静脉瘘，推荐超过静脉流出道至少 5 cm 做切口。切口的末端应该位于吻合处的水平。锐性分离暴露瘘管，在其周围加上血管环。此时使用触诊或笔式多普勒来检测瘘管的开放性。接下来检查静脉是否存在狭窄，主要表现为缩窄及狭窄后的扩张（图 13.4）。狭窄区域的触感为具有厚而硬的血管壁的节段。然后在尽可能靠近吻合处的静脉中做横向切口，使用 3 号 Fogarty 导管朝上臂的近端方向深入，直到没有进一步的血栓通过静脉切口流出。如果回流恢复，快速注入肝素化的林格葡萄糖液再次检查静脉功能，20~30 s 内应该可以无阻力注入 20 mL 液体。如果注入时阻力较大，则可能是因为流出道或腋静脉存在血栓或狭窄。最佳的证实方法是术中造影，此方法在血栓切除术的效果不确定时也推荐使用。当静脉流出恢复时，用小型软血管钳夹住静脉，如同一个"迷你斗牛犬"。此时，考虑进行全身肝素化。推荐剂量是常规剂量 50~70 U/kg 的一半。下一步是将同样的血栓切除导管插入流入端吻合处进入动脉，通常一拉导管就可以获得足够的搏动血流。最后，将血管夹住并用 6-0 或 7-0 聚丙烯缝合线间断缝合静脉切开处。通过触诊静脉并用笔式多普勒听诊来评估结果。如果脉搏及多普勒信号较弱，则需要继续手术并进行逆行血管造影及狭窄的修复。

替。狭窄区域的补片可以增大血管吻合处的直径。有时补片和中间移植血管都要使用。也可以将流出吻合处移位到同一静脉的近心端位置或更换到不同的流出静脉。

感 染

应该避免局部麻醉下进行动静脉移植物的去除，因为这需要暴露整个吻合区域，而且局部麻醉很难在感染区域达到需要的麻醉程度。皮肤切口应该位于初次手术的瘢痕处。有时移植物并不全部被脓液所包绕，而且液体很容易从瘘管中流出。但是实际更常见的是切口大小需要超过移植物，以便于暴露及切除移植物。

移除移植物需要用血管夹完全阻断流入及流出血流。当移植物被去除后，使用自体静脉作为补片来闭合动脉切口。应该避免对血管进行直接缝合，因为存在导致动脉狭窄的风险，且缝合线张力过大可增加出血和感染的风险。静脉可以被结扎。当暴露动脉十分困难时，可以考虑结扎分支动脉。一般来说，侧支循环的存在允许这一操作。另外，当移植物被动脉吻合处的组织包绕时，也可以留出 5 mm 的动静脉移植血管袖并进行锁边缝合。但是，这样的方法感染及再手术的概率较高。

手术中，可以取脓液或移植血管中的液体做微生物培养。如果感染非常局限，如被穿刺污染，则可以通过插入一块新的移植物穿过没有感染的区域来挽救该通路。感染的动静脉瘘管在距感染区域至少 1 cm 的流入侧结扎，以避免出血。在感染完全治愈之前，不应构造新的通道。

出 血

无论是手术治疗动静脉瘘还是动静脉移植物的出血，最基本的原则都是从完整的皮肤切口处控制近心端及远心端的血管，以及切除受损血管并使用中间移植血管来进行替换。这种方法比直接缝合破口或用补片缝合破口更好。后者常常更加困难，且容易造成狭窄并增加术后血栓的风险。对于大量出血来说，上述程序可以在外科止血带压迫的无血流血管上进行。

动脉瘤和血肿

真性动脉瘤伴有表面皮肤缺损者应该在控制近心端及远心端后进行切除，使用静脉中间移植血管来修复。手术治疗动静脉移植的假性动脉瘤也需要控制动脉瘤的近端和远端。之后打开动脉瘤，并且将囊和移植血管腔进行锁边缝合。

然而，常常需要切除中间移植血管。在吻合区域，最好将假性动脉瘤切除，并且使用补片来修复缺损。对于威胁移植血管功能的血肿采用同样的方法来治疗。

动脉功能不全及盗血

对于有严重手部缺血症状的患者，动静脉瘘或动静脉移植物必须被切除，通常通过在吻合区域进行暴露并且夹闭动脉来完成。然后，在距离吻合处 1 cm 或 2 cm 处缝合静脉。上臂动静脉瘘使用同样的方法治疗。据说，也有术者通过给瘘管周围包绕血管或合成补片来减少瘘管中的血流。有时，在检查手腕部动静脉瘘患者时，发现手部有逆向血流。这些患者的症状在经过将吻合处从侧侧吻合改为端侧吻合后有明显的改善。然而，这通常需要结扎整个瘘管。

导致盗血的动静脉移植物应该被切除，但可以通过使用不同的技术来保存通路。例如，可以从流入吻合口上方的肱动脉到其下方水平建立旁路，然后在搭桥后结扎吻合口远端的肱动脉。据报道，使用该方法可缓解局部缺血症状并保持通路功能。

治疗后管理

所有并发症的治疗原则都是类似的。在最初的 24 h 内应该频繁检查手术切口的状况。出血是血栓切除、修复、感染和盗血的常见并发症，应密切监测通路的功能，可以通过听诊血管杂音和触诊流出静脉的血管颤动来检查通路的通畅性。在进行动静脉移植后，应该用超声监测血管及移植吻合处，确保患者有足够的液体进入及维持必要的血液压力。尤其对于尿毒症患者来说，这是一项很难的任务。如果怀疑通路中存在狭窄但由于某种原因未修复，则在通路阻塞之前尽快进行双功能彩超以验证和定位狭窄的位置。临床上很少使用超出透析期间给予的肝素剂量。接受感染治疗的患者，在细菌培养结果出来之前，应持续使用抗生素，直到感染痊愈。

何时可以再使用该通路进行透析？

在所有的透析通路难题中，患者对于透析的需要程度都是应该首先被考虑的。临床医生应在不同部位（颈部或腹股沟）插入临时导管和手术成功率之间进行斟酌。一条权衡的基本准则就是修改后的透析通路应在术后短时间内可以愈合，从而避免出血并发症。然而透析需要肝素化，而且尿毒症患者又常伴有凝血障碍，增加了出血的风险，因此当通路缝合线上的血栓溶解后，出血的风险更大且更加难以治疗。此外新放入的静脉移植物壁薄，易在穿刺时受损，它至少需要 10~14 d 才可以动脉化，这种聚四氟乙烯材料一旦与周围组织融合后就可降低出血风险。因此，如果需要紧急透析并且考虑到翻修后手术出血的风险，可以在术后第一天进行透析，前提是可以在通路的旧部分进行穿刺，并调整透析期间使用的肝素剂量。

结果和预后

在瑞典，动静脉瘘占所有已构建的透析通路的 80%。这个比例在各国有所不同，但是总体上动静脉瘘优于动静脉移植物。原因是，如果动静脉瘘发展（约 75% 发生这种情况），它可能会在多年内运作良好，并且很少出现并发症。与动静脉移植物相比，动静脉瘘的流出血管产生狭窄的平均时间要比动静脉移植物晚 4~5 个月。然而动静脉移植对于早期透析患者有优势，至少有 70% 的移植血管在植入 1 年后仍能工作。之后动静脉移植物更容易发生狭窄及感染。表 13.2 列出了动静脉移植物中的狭窄位置。

血栓切除术治疗通路闭塞的效果并不好。例如，一项评估动静脉移植物的研究报告了 75% 的直接成功率，但是 30 天通畅率仅为 45%。在 6 个月时仅有 18% 的通路仍能被用来进行透析，1 年后的概率为 3%。造成这些结果的一个因素可能是血栓切除术中遗漏了一些狭窄并且没有修复，这得到了文献的支持，文献报道 50% 的动静脉移植闭塞并没有可以辨别的闭塞病因，在同一患者组中进行血管造影时，92% 的患者至少有一处狭窄。血栓切除联合血管修复，效果会更好：30 d 后 60% 的通路仍通畅，6 个月时为 25%。在该研究中，通常需要多次修复才能达到这样的效果。据文献报道，仅有少数的动静脉瘘管可以用血栓切除术来挽救，因此这项手术不应被频繁进行。当闭塞持续时间超过了 8 h 或在瘘管建立早期就出现闭塞，则建立新的通路是更好的选择。

表 13.2　357 例动静脉移植物的狭窄部位（基于 4 项研究）

部位	概率
血管吻合处	63%
远离吻合处的血管	18%
流入动脉	10%
移植血管	12%
一个中心血管	1%

有 36% 不止一处狭窄

拓展阅读

Bush RL, Lin PH, Lumsden AB. Management of thrombosed dialysis access: thrombectomy versus thrombolysis. Semin Vasc Surg, 2004, 17(1):32–39.

Forsythe RO, Chemla ES. Surgical Options in the Problematic Arteriovenous Haemodialysis Access. Cardiovasc Intervent Radiol, 2015, 38(6):1405–1415.

Green LD, Lee DS, Kucey DS. A metaanalysis comparing surgical thrombectomy, mechanical thrombectomy, and pharmacomechanical thrombolysis for thrombosed dialysis grafts. J Vasc Surg, 2002, 36(5): 939–945.

Kilic A, Arnaoutakis DJ, Reifsnyder T, et al. Management of infected vascular grafts. Vasc Med, 2016, 21(1): 53–60.

Pasklinsky G, Meisner RJ, Labropoulos N, et al. Management of true aneurysms of hemodialysis access fistulas. J Vasc Surg, 2011, 53(5):1291–1297.

Scali ST, Huber TS. Treatment strategies for access-related hand ischemia. Semin Vasc Surg, 2011, 24(2): 128–136.

Sidawy AN, Spergel LM, Besarab A, et al. The Society for Vascular Surgery: clinical practice guidelines for the surgical placement and maintenance of arteriovenous hemodialysis access. J Vasc Surg, 2008, 48:2S–25S.

（关昊，刘建林　译）

第 14 章　血管外科手术的一般原则

要点提示

- 常使用无创技术和专门的血管相关手术器械。
- 对于近端和远端控制，所有流入道、流出及分支血管必须在修复或者动脉或静脉切开术之前控制和夹紧。
- 在出血性创伤性伤口盲目应用血管钳是危险的。
- 不安全的远端内膜边缘始终存在产生内膜瓣的风险，从而导致血管夹层或闭塞。
- 静脉薄而脆弱，在解剖和修复过程中需要特别小心。
- 血管缝合线应始终与减压的动脉绑在一起。

背　景

对于不经常进行血管手术的外科医生，本章将概述基本的血管外科技术，以便于管理常见的血管紧急情况。首要原则是控制和闭塞目标血管段的所有分支，以使血管操作成为可能。对血管格外谨慎的原因是它们对创伤非常敏感，这可能会在内膜表面上引起灾难性的血栓形成。此外，它们具有不同壁层的解剖结构需要特别考虑以避免解剖和闭塞。成功的血管手术需要外科医生时刻关注技术细节，以避免危及整个手术。

© Springer-Verlag GmbH Germany 2017

E. Wahlberg, J. Goldstone, *Emergency Vascular Surgery*, DOI 10.1007/978-3-662-54019-0_14

血管入路

创伤中的血管入路

血管入路的必要性

大多数创伤患者被送入急诊室时已有外周静脉置管。在确保气道和呼吸通畅后，外科值班医生需要检查患者是否存在持续出血或出血史并估计失血量，该评估除了作为创伤管理的一部分，对于规划血管通路也是必要的。许多患者接受输液，通常是林格醋酸盐等液体。如果该容量对心动过速和患者的一般状况有积极作用，并且患者外部没有明显出血，则总失血量可能通常不会超过总血容量的 15%~20％。对于这些患者，两个大口径静脉插管（直径 2 mm）通常足以进行初始容量替换。

容量置换应该按顺序进行，注入清液、血液、血浆、填充细胞或葡聚糖的比例因医院而异，也应该符合当地惯例。

管理指南

首先检查患者是否有两个足够的静脉导管。如果它们功能正常但口径太小（直径 ≤ 1 mm），可以用导丝替换较大的导管。这种情况下，可以在细导管中插入导丝，将导管拉出并在导丝上插入新的更宽的静脉导管。有时候皮肤穿刺孔太小，需要进行扩张。导管更换应与另一个人试图将静脉导管放置在其他部位同时进行。

持续出血的患者，如 1 min 内通过伤口敷料出血的患者，以及既往有大量失血的患者，可能需要同时建立多个静脉通路。短而粗的导管可以提供合适的流速。手臂和颈部血管良好可以保证建立更多的通路。应该同时在不同部位进行尝试，例如，同时进行颈外静脉和手上静脉穿刺。如果不成功，有 3 种选择：①肘窝或下肢静脉的手术暴露。②股静脉经皮导管插入术。③锁骨下静脉或颈内、外静脉中心静脉置管。

这 3 种方法并没有最优选择，应基于患者的受伤部位、可靠的创作外科经验、紧急情况及所需液体的类型来选择。无论何种技术，以下一般建议都是有用的：①切勿将静脉导管置于因挤压或烧伤而受伤的四肢。②避免用于肢体骨折。③如果怀疑有较大的血管损伤，如骨盆骨折，常伴有骨盆内广泛的静脉损伤，应在膈肌上方和下方同时进行静脉滴注，以确保所用的液体能够到达循环而不会因血管损伤丢失。

本章未阐述创伤中急性插管的其他可能性，如骨间插管。

推荐哪种途径用于急性血管通路？

大约 30 年前，手术切除是创伤的首选治疗方法，因为大多数外科医生选择性地使用这种方法。那时候手术切除是常规的，外科医生通常可以在几分钟内插入并固定一个大口径静脉滴注导管。

在许多国家，颈静脉和锁骨下静脉的导管插入术的应用很普遍，特别是在麻醉医生中，并且由于其方便性和更长期使用的可能性，经常为首选。但这种用于创伤导管插入的替代方案具有导管长、口径小的缺点，难以快速大量输注。焦虑和缺氧的患者，其颈部区域的直接穿刺有时是困难的，甚至是危险的。在患者戴护颈的情况下，这几乎是不可能的。中心静脉导管允许客观测量中心静脉压（CVP），但很难估计其在治疗急性创伤中的价值，并且在紧急情况下很少需要测量 CVP。因此，建议在最重要的急诊护理结束之前保留中心导管。上述两种方案中，有时在腹股沟穿刺股静脉。

静脉切开术可能是一个未被充分利用的选择。如果选择它，即使大多数教科书推荐中踝水平的大隐静脉作为最佳进入部位，但我们通常还是选择手臂的肘窝，这里静脉更靠近心脏，并且更少受伤口、骨折和其他外伤干扰。

在创伤中实现替代性急性血管通路的技术

静脉切开术技术详见后文的"技术提示"。该技术与用于植入永久静脉输注端口和其他中心静脉导管的技术相同。手术经验丰富的外科医生可以快速有效地进行切开和导管置入（图 14.1）。

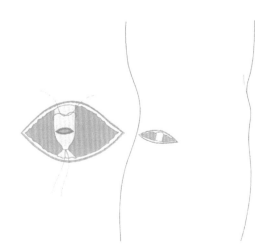

图 14.1 急性静脉通路
切开和暴露肘窝静脉

股静脉导管置入常采用 Seldinger 技术。在开始之前，医生已经确定适合用于导管插入和不同导管的装置。当然，之前描述的下肢插管期间的问题对于该技术也是有效的。总之，管理创伤病例的外科医生应该熟悉一种或几种不同的急性血管通路技术。这应该在创伤患者到达急诊室之前预先实施。

血管内血管通路的构建

通过股总动脉构建血管内通路

股动脉是进行动脉系统疾病腔内诊断和治疗最常用和可靠的穿刺点。在腹股沟韧带以下股骨头前方可穿刺股动脉前壁，在该点穿刺非常重要，有利于穿刺后压迫止血。多数时候穿刺右股动脉主要是因为大多数手术者是右利手。最好使用影像引导来定位穿刺部位，尤其在股动脉搏动减弱时。也可以使用透视或超声定位穿刺。用两个手指固定穿刺动脉，使用薄壁的 18 或 19 号穿刺针以 45°~60° 的角度插入动脉。优选仅穿刺动脉的前壁，当出现喷血时，透视下置

技术要点

创伤中的血管入路——暴露大隐静脉技术（相同的技术可用于暴露肘静脉和导管置入）：

1. 消毒内踝前方约 10 cm×10 cm 区域后铺巾。

2. 如果患者清醒，则在该区域注射局部麻醉药。

3. 在内踝前方做一个 3 cm 长的横切口。

4. 暴露大隐静脉，钝性解剖约 2 cm，并小心保护隐神经。

5. 用夹子将两根可吸收的 2-0 缝合线拉到暴露的静脉下。

6. 用远端缝合线尽可能远离静脉，不要切断它的两端。

7. 在近端缝合线处打结，但不要系好。

8. 用眼型剪刀在静脉内做横切口，不要太小。用小夹子（蚊式夹）的尖端扩张静脉切开术。

9. 将导管插入几厘米，同时在远端缝合线上施加轻微牵引力。将近端缝合线系在导管周围以固定（如果考虑进行隧道式掘进，在远端几厘米处做第 2 个单独的切口，并在将导管插入静脉之前把导管拉到皮下）。

10. 连接输液系统并用不可吸收的单一缝合线缝合伤口。不要忘记用缝合线将导管固定在皮肤上。

入导丝并进行推进。一旦动脉内导丝足够长，必须将穿刺针从导丝上取下，然后放置适当大小（4F 或 5F）的止血鞘。应将鞘缝合到皮肤上以防止其脱落。入路建立后，可以将全长导丝定位在目标血管处后进行合适的导管交换，从而诊断或治疗疾病。为了容纳所需的治疗装置，有时可能需要增大血管鞘的尺寸（例如，用于闭塞主动脉的球囊导管）。股动脉穿刺可以逆行或顺行的方式进行，取决于病变动脉段的位置。

通过肱动脉构建血管内通路

对于上肢入路，选择刚好位于肘部上方或更靠近胸大肌侧面的肱动脉。由于肱动脉的直径较小，初始操作应使用最小的针和鞘。其他的方法与腹股沟穿刺相同。

血管内通路建立后评估

股动脉和肱动脉穿刺后，通常通过压迫穿刺点进行术后止血。使用一个或两个手指的指尖压迫比施加到大纱布垫上的压力更有效。压迫力度适中，应足以防止出血，但不能阻塞下方动脉。对于 4F 或 5F 的鞘管，通常需要 15~20 min，对于较大尺寸，可能需要 30 min。如果患者服用抗凝药物，则需要压迫更长时间。

血管暴露

良好的暴露对进行血管重建或修复是必要的。大多数特定血管段的暴露在相应的章节中描述（例如，关于急性下肢缺血的章节中涉及用于股动脉切开取栓术的腹股沟浅表股动脉的暴露）。

血管暴露常使用皮肤纵向切口，除了少数例外（例如，用于暴露肱动脉的肘窝中的横向切口）。切口在每个方向上比所需的暴露血管长约 2 cm。由于皮肤和组织牵开器的使用，切口太小会增加伤口并发症的风险，引起不必要的创伤。术者必须熟悉解剖结构，因为并不总是可以通过脉搏触诊或动脉硬化斑块的存在来引导。通过使用小的、钝的自保持牵开器来撑开组织，暴露目标血管。接近血管时，应始终使用特殊的无创血管器械，不应使用齿形钳来钳夹血管。最终暴露的正确平面是外膜的外软层。外膜的特征在于可见的血管滋养网。重要的是要意识到健康和病变动脉之间的差异。前者柔软且易于压缩，呈灰色或红色，并且对于大多数年轻且健康的创伤患者来说是可以预判的。当动脉中没有脉搏时，甚至难以将其与静脉区分开。外周血管疾病患者的硬化动脉是黄色或白色，并且通常具有厚且坚硬或钙化的壁。

应首先暴露动脉的前侧和外侧，然后将其尖端远离相邻的静脉（避免意外穿孔）进行直角夹钳，将织物或橡胶的血管吊带从血管后面绕过。通过牵拉血管吊带，可以在组织中实现张力，从而便于以无创的方式进行解剖（图14.2）。应该保留所有分支，因为它们是潜在的重要侧支。

▶ **注意：**待修复部分的良好暴露，包括足以允许安全夹紧的空间，对于成功的血管手术是必不可少的。接近血管时，需始终使用特殊的无创血管器械。

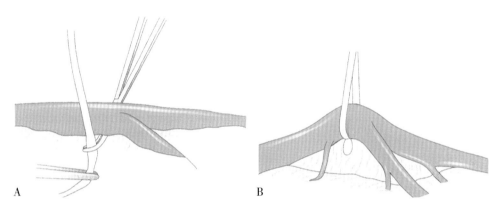

图 14.2　动脉暴露。A. 将一个直角钳轻轻穿过动脉背侧的软组织，并将其远离较大的静脉，以避免医源性损伤。注意避免意外穿透动脉背壁。B. 用血管吊带轻轻牵拉动脉，增加组织张力，从而便于解剖

钳夹出血控制

所有血管手术中，包括血管损伤，在进行修复或动脉切开之前，必须进行近端和远端控制。最理想的是目标血管段完全排空，以避免操作时引起非技术性困难。为此，必须控制所有流入和流出的分支。血管夹闭前，如果没有出血风险，通常需要进行全身抗凝治疗。标准剂量是静脉内给予 100 U/kg 体重的肝素，但实际上，对于成年患者，5000 U 通常已足够。重要的是要注意肝素的半衰期在 1~2 h，因此每小时应考虑补充 2500 U，尤其在手术区域的血凝块增加时。可以监测肝素活性，并通过测量活化凝血时间（ACT）在术中确定肝素剂量。对于局部肝素化，建议用 500 U 肝素溶液加入 500 mL 林格醋酸盐或林格葡萄糖（10 U/mL）中冲洗。

暴露血管段的血流可以用不同类型的血管夹或棉织物或橡胶的血管吊带来阻断。双股 2-0 或 3-0 结扎或临时金属夹也可用于较小的分支。使用球囊导管进行腔内控制也很有效（图 14.3）。

应选择具有角度和形状的非损伤性血管夹，其在手术的其他时间对手术暴露有极小的干扰。为了避免破坏硬化动脉中经常背侧定位的斑块，夹子应优选水平施加，并且刚好足够闭合以阻断血流但不会使斑块破裂（图 14.4）。

阻塞血管损伤性较小的方法是使用 Rumel 止血带，使用血管环 / 带或橡胶管很容易制造止血带（图 14.5）。当有创伤性活动性出血时，盲目应用血管夹是危险的，应该避免这种情况。为了完全控制，必须暴露受损的血管段。可以手指压迫止血，用"花生"或"草莓"大小的棉球暂时控制出血，直到血管被移动并且血管被适当控制。如果不采用这种技术，可以使用敷料对伤口进行外部加压包扎，同时进行解剖并获得足够的暴露，但这通常会导致严重的失血。

在某些情况下，例如在瘢痕组织中，血管的彻底解剖在技术上可能非常具有挑战性，因此应该避免。腔内球囊闭塞可以是远端及临时近端控制的良好替

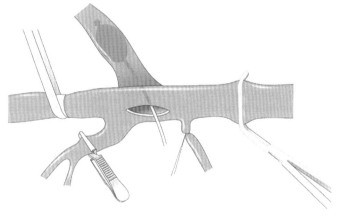

图 14.3 控制出血的不同方法。从左到右：双重应用血管环、"斗牛犬"（小金属血管钳）、气囊导管、结扎环、血管钳

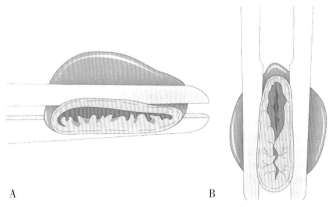

A   B

图 14.4 血管夹的放置，动脉硬化斑块通常位于动脉背侧。夹子应水平放置，以避免斑块被夹碎破裂（A. 首选放置方式；B 垂直放置，有斑块破裂的风险）

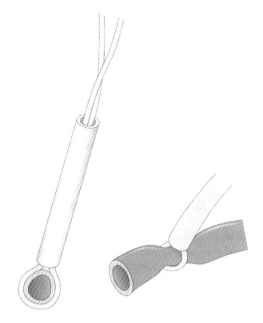

图 14.5 Rumel 止血带。通过将一个双血管环拉过一段橡胶管制成一个临时血管钳，在血管周围形成一个圈套，用普通的钳子锁住

代方案。然而，近端控制最好通过手术暴露和夹紧来实现，而球囊闭塞通常是远端控制的有效替代方案。球囊闭塞常使用注射器连接三通管及合适大小的取栓导管。在通过抽吸从后出分支连续抽空血液的情况下检查开放段，允许识别导管应插入的孔。插入后，膨胀球囊直到回流停止。关闭旋塞，将球囊留在原位以闭塞血管。注意不要使球囊过度膨胀，可能会损坏动脉壁。与血管夹类似，球囊应该膨胀到流血停止时，但不能过度膨胀。

在主动脉的较大动脉中，适当大小的 Foley 管可达到相同目的。来自不同制造商的特殊导管也可用于闭塞动脉。当球囊用于近端控制时，它们很容易脱位，甚至因动脉压力过高移位。可以让助手手动支撑导管或通过在动脉切口附近的动脉周围应用血管吊带来避免，从而防止球囊远端进一步脱出。

▶**注意：** 切勿在没有近端和远端控制的情况下打开血管。

近端血管内主动脉控制

如果可行，这种替代方案对于动脉瘤破裂及创伤性血管损伤后严重腹腔内出血的患者具有极大的潜在重要性（见第 7 章）。

血管缝合

当缝合血管时，应缝合血管全层。血管外膜是血管壁机械强度最重要的层。不应使外膜插入动脉切开的断端之间，这会干扰愈合过程。可以通过外翻边缘来避免，以达到内膜－内膜接触。

缝合血管时，针尖应与血管壁成 90° 角，然后顺着缝合针的圆形结构缝合血管壁以避免不必要的撕裂。重要的是将针头从内向外放置，特别是在血管的下游侧，以便固定内膜，避免血管壁撕裂和内膜剥离的风险（图 14.6）。这些在缝合静脉时并不那么重要。

动脉硬化患者血管壁非常硬并且广泛存在钙化，使缝合时进针变得非常困难。在这种情况下，可能需要用针和缝合线在距离预期缝合线相对较远处穿透血管壁。有时需要通过局部内膜切除术去除大面积硬化斑块，然后才进行修复。缝合动脉的另一个重要细节是恰当地收紧缝合线，缝合太松会导致渗漏，缝合过紧肯定会导致狭窄。拉动缝线时的角度应与血管壁成 90° 角，以尽量减少血管壁撕裂的风险。针眼渗血时最好海绵填充 5~10 min 或直至出血停止。如果需要额外的缝合，建议使用比初始缝合线小一号的尺寸。如果效果不佳，可以使用局部止血剂，如胶原蛋白或明胶垫（表 14.1）。

图 14.7 展示了动脉轻微损伤的简单缝合。重要的是将缝合线与动脉拉紧，而不是以摸不到动脉搏动来确保血管壁不被撕裂。

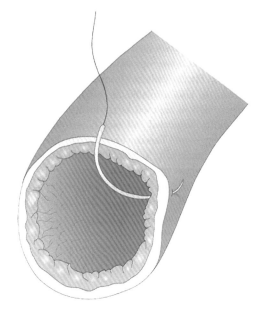

图 14.6 正确的进针方式：针应与血管壁成 90°。始终包括内膜，特别是在血管远端，以避免远端内膜边缘的撕裂

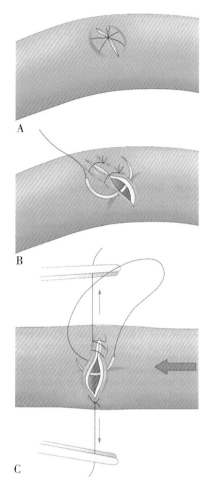

图 14.7　动脉伤口的简单缝合。A. 交叉缝合动脉穿刺。B. 缝合横向动脉损伤或动脉切开术。C. 如果动脉较大（直径 > 10 mm），可以使用缝合线

表 14.1　局部止血剂的特点

止血剂	应用（示例）	特点
胶原蛋白、明胶海绵或喷雾剂	吻合口渗出	
氧化纤维素	吻合口渗出	
聚氯乙烯	吻合口渗出	在干燥表面效果更好；60 s 内止血
凝血酶（含或不含凝胶）	吻合口出血量较大	膨胀约 20%；3 min 内止血；持续出血
纤维蛋白胶	弥漫性出血	必须解冻；喷雾可覆盖更大的区域

缝合材料的选择

血管缝线包括单丝或编织，合成和双臂。针是锥形的并且具有各种曲度。

大多数血管针比它们所附着的缝合线大，这可能是缝合口出血的原因，最好用局部压迫和止血剂治疗，但不能再用缝合线治疗。缝合线的建议见表14.2。

表 14.2　不同血管段的缝合线尺寸

血管	缝合线尺寸
主动脉	3-0 或 4-0
髂动脉	5-0
股动脉	5-0
膝以上的腘窝	5-0 或 6-0
膝以下的腘窝	6-0
小腿动脉	6-0 或 7-0
颈总动脉	6-0
手臂血管	6-0
锁骨下血管	5-0
肾脏血管	6-0

动脉切开术

进行动脉切开术时，重要的是避免损伤血管后壁，选择正确的动脉切开方向，并正确缝合。动脉切开时首先用锋利的手术刀片（11 号），锋利的边缘远离外科医生。当血管切开出血时，刀片向前和向上移动以避免对后壁造成伤害。将成角度的血管剪刀（Potts 剪刀）的下刀片插入切开动脉中，并且适当地伸长，同时确保剪刀在血管真腔中而不在血管壁的任何层内。因为硬化动脉偶尔会非常硬，所以可通过用手指触摸来寻找动脉切开术的最佳位置。选择最佳的动脉切开方向有时是困难的，值得深思，可考虑横向或纵向切开。

动脉纵向切开是最有用的且具有易于扩大的优点。可以更好地检查血管腔，并且如果需要重建则可以用于端侧吻合。另外，当动脉直径 <5 mm 时，必须使用补片缝合以避免术后动脉狭窄（图 14.8）。

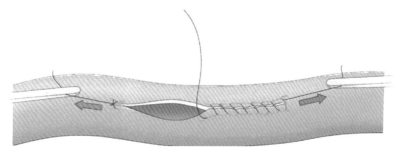

图 14.8　连续缝合纵向动脉切口

当手术可能仅限于简单的切开取栓术或动脉直径小于 5 mm 时，应考虑横向动脉切开。当缝合动脉切口时，始终用针线固定切口远端的内膜以避免动脉夹层和闭塞。在大中型血管中，经常使用连续缝合纵向切口（图 14.8），但在较小动脉的横向切口，优选间断缝合，可避免因过于紧密导致的血管狭窄。

补片修补血管

补片技术在所有血管外科急诊手术中都具有非常重要的作用。当缝合纵向动脉切口或创伤导致的血管壁缺损时，应考虑使用血管补片。因为纵向缝合时缝合针距两侧切口边缘 1~2 mm 处，总会导致一定程度的管腔狭窄。基本原则是血管直径 <5 mm 时用补片封闭。有时甚至更大的动脉也会使用补片技术封闭。在实践中，补片经常用于腘动脉、肱动脉、颈动脉，有时还用于股动脉和髂动脉。补片材料的选择取决于位置和污染程度。自体静脉通常比较理想，建议股浅动脉远端使用。由羊心包制成的组织补片效果同样好，有现成商品。在股动脉、髂动脉和主动脉中，最常用的是合成聚酯或聚四氟乙烯（PTFE）移植物。

补片技术如图 14.9 所示。应将补片切割成适当的宽度，目的是适当扩大直径的同时弥补因缝合导致的狭窄。太大的补片将导致血管的扩大，随后可能增加动脉瘤和血栓性闭塞的风险。补片的末端呈圆形，缝合线在其中一端开始，可能在两端留有缝合线。重要的是，确保缝合线固定远端内膜边缘。缝合线绑在补片的中间，而不是在其中一端。

▶ **注意：** 当血管直径 <5 mm 时，请务必考虑使用补片。

血管移植

不可修复的短动脉缺损有时可以通过切除和端端吻合来修复。这需要断端的近端和远端血管有足够长度，以确保无张力吻合。为了弥补较长的血管缺损，通常需要使用血管移植物。静脉移植物优选用于手臂和下肢腹股沟处。在包括髂动脉和主动脉的较大动脉中，可以使用人工合成血管。如果端端吻合的血管管径存在差异，则应该倾斜修剪以使两断端的周长相近。小血管的横向切口，纵向切割其末端，并修剪成形。较大的血管也需要稍微倾斜切割，以避免在吻合后扭曲（图 14.10）。此外，当两个较小的血管端端吻合时，必须通过倾斜切割两端来确保足够的吻合周长和宽度。这将使吻合口狭窄的风险降至最低。

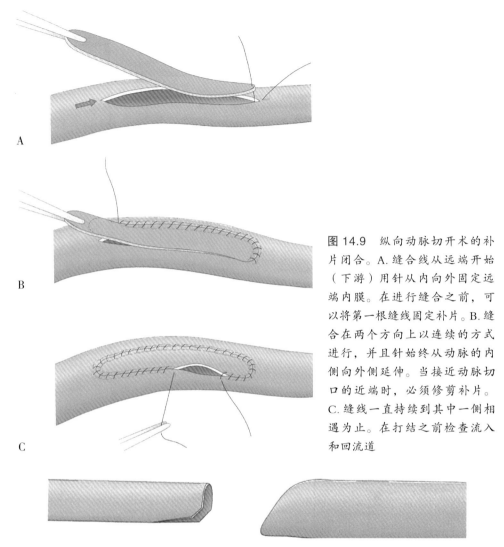

图 14.9　纵向动脉切开术的补片闭合。A.缝合线从远端开始（下游）用针从内向外固定远端内膜。在进行缝合之前，可以将第一根缝线固定补片。B.缝合在两个方向上以连续的方式进行，并且针始终从动脉的内侧向外侧延伸。当接近动脉切口的近端时，必须修剪补片。C.缝线一直持续到其中一侧相遇为止。在打结之前检查流入和回流道

图 14.10　插入移植物的修剪。当两个不同直径的血管首尾相接缝合时，修剪较小的血管边缘以适应较大的血管，必须稍微倾斜以避免扭曲

　　如果通过两个径向相对的方向开始吻合，则缝合线调节变得容易，因为后面的一面可以容易地保持缝合线旋转。间断缝合技术具有吻合口狭窄、风险低的特点，特别是在直径 5 mm 或更小的血管中。一些外科医生更喜欢以这种方式关闭吻合的一半，然后用适当大小的缝合线连续缝合完成另一半（图 14.11）。如前所述，远端边缘应始终用针从内腔缝合，以保证远端内膜固定。

　　第一次吻合完成后调整插入移植物的长度。移植物过长会增加扭曲的风险，而移植物过短则意味着吻合术中张力太大。如果用血管钳拉直移植物直至

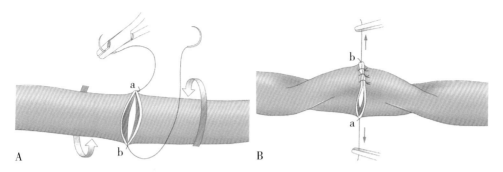

图 14.11 旋转端端吻合术以便于缝合。A. 端端吻合术，从两条相对且系紧的缝合线开始，可用于转动血管进入所有侧面。B. 根据直径，可以进行连续缝合或单纯缝合完成吻合

其被拉伸，然后在另一个动脉的末端水平切割，就可以切取合适的长度。

当涉及补片和移植物的人造血管选择时，主动脉、髂内和髂外动脉及股动脉等较大动脉可以选用人工血管进行血管修复与重建。然而，股动脉修复时首选自体静脉。在腹股沟远端的血管手术中，应始终首选自体静脉作为移植物。原因是人工血管具有增加血栓形成的风险，在血流量低的较窄血管中应用更易形成血栓而闭塞，但是人工血管在较高流量血管中的效果很好。

在感染风险增加的情况下（例如，与肠道损伤或疾病相关的受污染的创伤性损伤或血管重建），移植物的选择更具挑战性。人造血管置入意味着可能出现感染等并发症。这种感染非常难治疗，并且通常需要完全切除移植物。静脉移植物更能抵抗感染，但存在感染后穿孔和严重出血的风险。移植物选择的基本原则是避免使用人工血管增加感染风险，首选自体静脉。大动脉（如主动脉和髂动脉）的手术有时例外，如果在这种情况下使用人造血管，应考虑延长抗生素治疗周期。有时，血管结扎和血管旁路是最佳选择。

自体静脉作为移植材料

最常用的自体静脉是大隐静脉，其他还有小隐静脉、头静脉和贵要静脉。在所有静脉采集时，都应最大限度使用无创技术。

可以通过一个或者多个纵向切口暴露静脉，然后结扎所有分支。确保获取足够长度以满足需求。获取后立即用 10 U/mL 的肝素溶液冲洗静脉移植物内的血液，然后保存直至使用。静脉通常具有明显的收缩性，当它们在暴露和收获期间被处理时可引起收缩。在静脉用作动脉替代物之前，应检查是否有破损。通过轻轻地注射肝素溶液并同时阻塞流出道，剩余的未结扎分支或其他损伤可

引起渗漏。分别用 4-0 结扎线和 6-0 或 7-0 血管缝合线缝扎。当结扎分支时，重要的是避免静脉"隆起"，因为这可能会导致狭窄或闭塞。出于同样的原因，所有其他渗漏孔都应使用缝线沿血管长轴进行缝合。注意，如果要翻转静脉，则应在远端吻合静脉较大的一端，以消除瓣膜的阻塞效应。用于制备自体静脉补片和插入移植物的技术见图 14.12 和图 14.13。

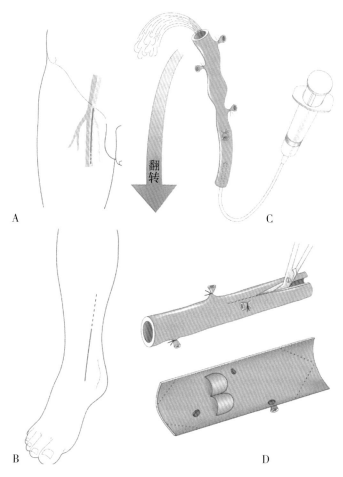

图 14.12 获取自体静脉进行移植和修补。A. 大隐静脉移植物。静脉上的纵向切口始于腹股沟，并根据个人要求延长。B. 脚踝处的大隐静脉有时足够，通过内踝前方的切口即可暴露。C. 将所有分支分离结扎，获取静脉并用肝素化葡萄糖或盐水冲洗。当用作动脉替代品时必须翻转。D. 纵向切口获取静脉，修剪末端。小心并适当地翻转静脉，以便瓣膜不会阻碍血液流动

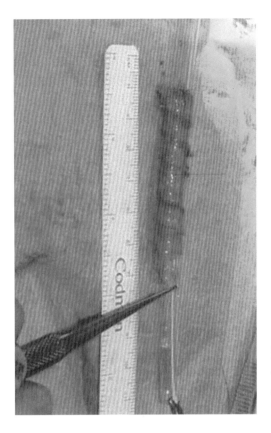

图 14.13　螺旋移植技术，以创建更大直径的移植物来代替静脉段。纵向切开隐静脉并以螺旋方式缝合在用作支架的塑料管上

人工血管

人工血管主要有两种材料：聚酯纤维或膨胀聚四氟乙烯（ePTFE）。这两种材料均可作为直管和分叉移植物使用。直管直径范围为 5~24 mm（或更大），而分叉移植物的直径在 14~26 mm，其中四肢的直径是一半。这两种材料也可以作为片材提供，从中可以修剪出合适的补片。

聚酯纤维假体最常用于人造主动脉中，并且可作为针织材料（最常见的）或编织材料。针织版最初可渗透血液，而后者具有最小的植入物出血。目前的针织移植物浸渍有胶原蛋白、明胶或白蛋白，这使它们不受血液的影响。由于其更好的处理特性，针织移植物优于编织。

如果选择非涂层针织移植物，重要的是"预先凝结"它以避免移植物壁大量渗漏：在肝素化之前，通过动脉穿刺抽吸 20~30 mL 患者的血液浸渍血管移植物。当血液在针织物之间凝固时，假体将被密封。如果遗漏这一步，假体在植入后也会慢慢密封，但通常只有在大量出血后才能这样做。

PTFE 是一种微孔材料，不需要预先凝固。一些产品涂有肝素以降低血栓形成。它们非常适合作为动脉内替代物，以进行膝上或膝下股腘动脉旁路手术。PTFE 被认为比聚酯纤维更耐受感染。

静脉手术

由于静脉的薄壁结构和易受创伤性，静脉手术时需要特别注意技巧。尤其对于紧急创伤患者，为了控制出血，使用纱布或者海绵过度牵引将导致静脉医源性或创伤性静脉损伤显著扩大。正是因为如此，应该避免使用血管钳钳夹静脉。相反，可以在直的夹子上使用合适的纱布小心地在病变两侧的静脉上以直角施加。很少需要使用血管环进行完整的解剖。通常可以通过简单或连续的缝合直接修复病变，缝合时的方向应极力减小对管腔的影响。

较小和中等静脉可以结扎而不受影响，但建议对较大和不成对的静脉进行重建，如腔静脉、髂静脉和股静脉（见第 5 章和第 9 章）。如果损伤太重，通过缝合或补片修复不了而需要移植物时，自体材料是首选的，就像修复动脉损伤一样。如果需要更大直径的移植物，可以从纵向开放的大隐静脉创建螺旋移植物（图 14.13）。

技术上的挑战是弥漫性静脉出血，例如在骨盆区域，有时可以通过用止血剂的组合填塞出血（表 14.1），并用手术海绵包裹该区域来治疗。静脉压低，出血通常在 15~30 min 内停止。低温和大量失血都会降低这些动作的有效性。在危及生命的情况下，大多数静脉（包括腔静脉）可以结扎，导致的后果也是可接受的（如肢体肿胀）。

▶ **注意**：静脉比动脉更脆弱。低静脉压使严重的静脉出血和损伤也可以通过止血剂和包扎进行治疗。

其 他

引流管

选择性血管手术后很少使用引流管。然而，在颈部和下肢的紧急手术之后，引流管可能是有用的，可检测需要干预的术后出血和疏散血液，以最大限度地降低血肿发生的风险，同时减少感染的发生。应注意引流管的放置不应压迫血管。建议使用负压吸引引流。术后第一天应考虑取出引流管。急诊主动脉手术后腹腔内引流很少使用。

感染预防

无创技术和最佳解剖途径，避免淋巴结和血管，是减少感染的重要预防措施。对于感染溃疡或伤口和腹股沟解剖的患者以及植入合成假体时，应预防性给予抗生素。在所有急诊手术后，通常也建议预防使用抗生素。局部方案各不相同，但氯唑西林 2 g、头孢唑啉 1~2 g 或头孢呋辛 1.5 g 经常用作术前单次静脉注射剂量。术中应每 3~4 h 重复给药。

（李延，刘建林　译）